ÍNDICE

Hábitos para una alimentación saludable
Cómo introducir alimentos sólidos en la dieta de su bebé
Cómo preparar y servir comidas caseras para su bebé
Utensilios de cocina e información básica de seguridad
Recetas y consejos para ahorrar tiempo
Recetas de comidas para bebé
- Proteínas: Carnes, frijoles y arvejas
- Frutas
- Verduras
- Comidas que no requieren cocinar
- Cómo añadir alimentos
- Texturas
- Comidas para comerse con los dedos

DATOS BÁSICOS SOBRE LA COMIDA PARA BEBÉ
Comida para bebé casera fresca, rápida y deliciosa

2.ª edición, Copyright ©2017, Fresh Baby LLC

Todos los derechos reservados. Este libro no se puede reproducir de ninguna forma, ni en su totalidad ni en parte, sin autorización.

Publicado por Fresh Baby LLC
523 East Mitchell Street, Petoskey, MI 49770
www.freshbaby.com

ISBN: 978-0-9884295-9-8

Autora: Cheryl Tallman
Tapa y diseño del libro: Dylan Tallman, Creative i
Fotografía: Roger Tallman, Creative i
Traducción: Eduardo Berinstein y Patricia Acosta

Este libro le da información general para introducir alimentos sólidos en la dieta de su bebé. Si necesita orientación o consejos médicos, consulte a su profesional de la salud.

HÁBITOS PARA UNA ALIMENTACIÓN SALUDABLE

La introducción de alimentos sólidos en la dieta del bebé comienza alrededor de los 6 meses de edad. Al principio, los alimentos sólidos se añaden a la leche materna o a la fórmula de alimentación infantil, que es la principal fuente de nutrición del bebé hasta los 12 meses. Si usted no sabe mucho sobre alimentación saludable, no se preocupe, tiene tiempo. Usted y su bebé pueden aprender a disfrutar alimentos saludables juntos.

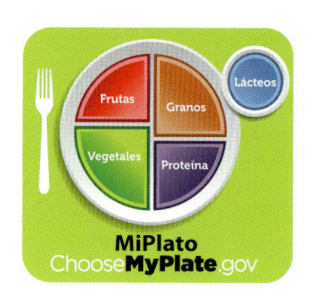

Enseñarle hábitos de alimentación saludable a su pequeño rendirá beneficios para toda la vida. El momento ideal para comenzar es cuando el bebé empieza a comer alimentos sólidos. Estos consejos le ayudarán a empezar:

1. **Sea un buen ejemplo.** Los bebés aprenden observando a las personas que los rodean. Sea un estímulo positivo para su bebé, coma alimentos saludables de todos los grupos: frutas, verduras, cereales, proteínas y productos lácteos.

2. **Ofrezca variedad.** Todos los alimentos contienen diferentes vitaminas y nutrientes. Comer muchos tipos de alimentos es el principio de una dieta equilibrada. Para cuando cumpla 7 u 8 meses de edad, su bebé ya debería comer alimentos de los cinco grupos.

3. **Dele agua para beber.** El agua contribuye a que el cuerpo digiera los alimentos. A los 8 o 9 meses de edad, ofrézcale a su bebé (alrededor de 2 onzas) en una taza junto con las comidas o refrigerios.

4. **Tómese su tiempo.** Muchos bebés comen despacio. Al principio, la hora de comer puede llevar MUCHO tiempo. Planee suficiente tiempo para que usted y el bebé se puedan relajar y disfrutar la hora de comer.

5. **Deje que el bebé decida cuánto es suficiente.** El bebé comerá cuando tenga hambre. Y comerá los tipos de alimentos que su cuerpo más necesite. Durante las comidas, deje que coma tanto o tan poco como desee.

6. **Haga de las comidas un evento familiar.** Siempre que sea posible, toda la familia debería comer junta. De esta manera, el bebé empezará a interactuar con los demás y a desarrollar habilidades sociales.

CÓMO INTRODUCIR ALIMENTOS SÓLIDOS EN LA DIETA DEL BEBÉ

La Academia Estadounidense de Pediatría recomienda introducir los alimentos sólidos aproximadamente a los 6 meses de edad. Este es un paso muy importante y divertido en el desarrollo del bebé.

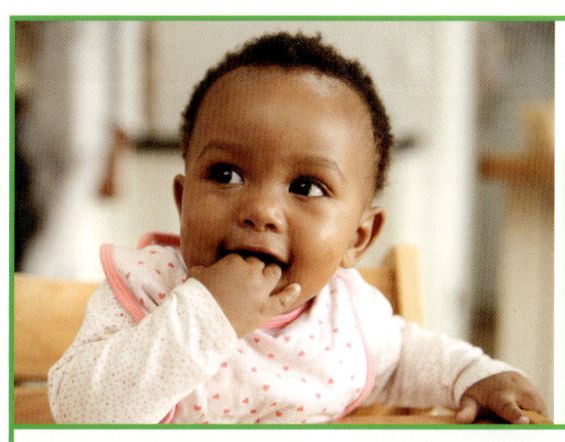

SU NIÑO ESTARÁ LISTO PARA EMPEZAR A COMER ALIMENTOS SÓLIDOS SI:

- ✓ Se sienta con un poco de ayuda.
- ✓ Mantiene la cabeza levantada y firme.
- ✓ Abre la boca cuando se le acerca comida.
- ✓ Puede cerrar los labios alrededor de una cuchara.
- ✓ Puede mantener la comida en la boca en vez de empujarla hacia afuera con la lengua.

Si su bebé no puede hacer estas cosas es mejor esperar. Si tiene preguntas, consulte con su profesional de la salud cuál es el mejor momento para empezar a darle alimentos sólidos a su bebé.

Añada alimentos nuevos, uno a la vez

Cuando empiece a introducir alimentos sólidos, no es necesario que se los dé en un orden especial. Los primeros podrían ser cereal para bebé, carne, verduras y frutas que tengan una consistencia suave. No obstante, los alimentos ricos en hierro, como el cereal para bebé o la carne (de res, cerdo, pavo y pollo) en puré son un buen comienzo. Para los bebés amamantados es especialmente beneficioso introducir estos alimentos ricos en hierro en forma temprana. Pregúntele a su profesional de la salud con qué alimentos conviene empezar.

Introduzca los alimentos nuevos poco a poco, no hay ningún motivo para apresurarse. Simplemente puede seguir el plan de "uno a la vez" y darle al bebé un alimento nuevo cada 3 a 5 días. Así habrá tiempo para que el bebé se acostumbre al nuevo sabor y para ver si es alérgico al alimento o no.

Alergias alimentarias

Antes de empezar a darle alimentos sólidos al bebé, informe a su profesional de la salud de cualquier alergia alimentaria que haya en su familia. Si la hubiera, tal vez tenga que introducir los alimentos en un orden diferente.

Cuando comience a darle un alimento nuevo a la vez, preste atención para ver si hay algún cambio. Las alergias alimentarias pueden producirse aunque no haya antecedentes familiares.

Signos de una reacción alérgica	Qué hacer:
• Salpullidos, especialmente en la cara • Urticaria (puntos rojos que parecen picaduras de mosquito) • Goteo nasal o estornudos • Diarrea, gases o vómitos • El bebé está agitado o irritable • Cambios de humor • Ojos aguados o hinchados	• Deje de darle al bebé el alimento que provocó la reacción. • Explíquele los signos a su profesional de la salud y siga sus consejos
Signos de una reacción alérgica grave	**Qué hacer:**
• Lengua o garganta hinchada • El bebé se pone morado • Dificultad para respirar • Desmayo	Llame al 911 o vaya a la sala de emergencias

Si su bebé tiene una reacción alérgica, pida en el consultorio de su profesional de la salud que esta información se anote en su historial médico. La mayoría de las alergias alimentarias se superan antes de los 5 años de edad.

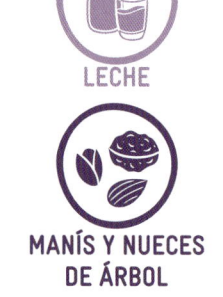

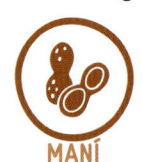

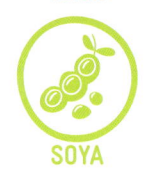

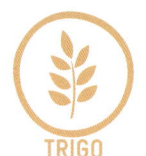

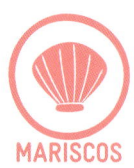

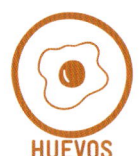

Alimentos comunes relacionados con alergias

- LECHE
- MANÍ
- PESCADO
- MARISCOS
- MANÍS Y NUECES DE ÁRBOL
- SOYA
- TRIGO
- HUEVOS

Alimentos no recomendados para bebés

Hay muchas opciones de alimentos sabrosos y saludables para el bebé, pero no todos son convenientes. Estos son algunos de los alimentos que no conviene darle al bebé:

Alimentos que se deben evitar	Edad para presentar	Comentarios / Ejemplos
Alimentos ricos en nitratos	Introducir después de los 6 meses	Alimentos caseros para bebé con espinaca, remolacha, nabo, zanahoria o col silvestre (berza) frescos
Jugo de fruta	Introducir después de los 12 meses	Después de 12 meses, no más de 4 onzas de jugo 100 % natural por día (servido en una taza)
Leche de vaca	Introducir después de los 12 meses	Sin embargo, el queso y el yogur se pueden introducir entre los 8 y los 10 meses.
Alimentos que pueden contener bacterias	Introducir después de los 12 meses	Miel, carnes poco cocidas, pescado crudo y alimentos sin pasteurizar, como la sidra de manzana (apple cider)
Riesgo de asfixia por atragantamiento	Introducir entre los 2 y 3 años	Caramelos, trozos de carne, frutas desecadas, goma de mascar, perros calientes (hot dogs), nueces, mantequilla de maní, palomitas de maíz, papitas fritas, pasas de uva, frutas y hortalizas duras y crudas, semillas y uvas enteras
Azúcar añadida, siropes y endulzantes	Introducir lo más tarde posible	Evite añadir estos ingredientes a los alimentos de su bebé o darle comidas que los contengan.
Sal y grasas añadidas (como mantequilla y aceites)	Introducir lo más tarde posible	Evite añadir estos ingredientes a los alimentos de su bebé o darle comidas que los contengan.
Cafeína	Introducir lo más tarde posible	Refrescos, bebidas para deportistas, bebidas energéticas, café, té o barritas energéticas

Consejos para las comidas

Las comidas para bebé se pueden servir frías, a temperatura ambiente o ligeramente calentadas. Pruebe siempre la temperatura de la comida antes de dársela al bebé. Si usa un horno de microondas para calentar la comida, revuélvala bien antes de comprobar la temperatura.

Cuando empiece a alimentar a su bebé, tal vez expulse más comida de la que trague. No se desanime. El bebé simplemente está aprendiendo qué hacer con la comida cuando entra en su boca. Y antes de lo que usted se imagina, se sentirá a gusto comiendo. Si el bebé tiene problemas, mezcle alimento para bebé con leche materna o con fórmula de alimentación infantil. Es posible que el sabor familiar le ayude a relacionar los alimentos nuevos con algo que le gusta.

Antes de que usted se dé cuenta, su bebé esperará con interés el momento de comer. Prepárese para sentarse con él y ofrecerle alimentos durante unos 20 minutos en cada comida. No hay problema si su bebé no termina la comida. Algunas veces comerá mucho y otras, no tanto. No se preocupe, esto es normal. Cuando su bebé haya terminado, le avisará. Algunas señales comunes son:

- Empujar la cuchara para alejarla
- Jugar con la comida
- Escupir la comida
- Voltear la cabeza

Al introducir alimentos sólidos, el bebé podría atragantarse. Evite que se atragante de las siguientes maneras:

- Siempre póngale atención al bebé mientras come.
- Aliméntelo solamente si está sentado de manera segura en una silla alta o en su regazo.
- No permita que gatee ni camine mientras come o bebe.
- Evite los alimentos que podrían causar atragantamiento. En la sección de "Alimentos no recomendados para bebés" de este libro hay una lista de riesgos de asfixia por atragantamiento.

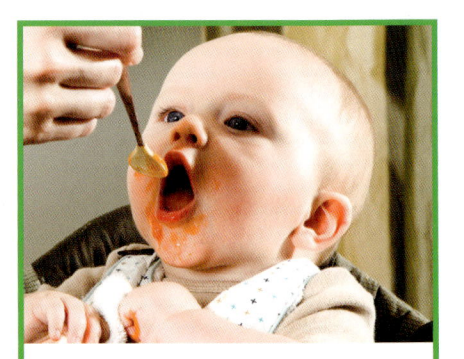

¡DISFRUTE DE LA HORA DE COMER!

Durante las comidas, su bebé debe estar sentado de forma segura en una silla alta y de frente a usted para que se puedan ver.

Use una cuchara para bebé de mango largo y punta suave, y un tazón irrompible.

Los tazones y los platos terminan en el piso con mucha facilidad. Para evitarlo, ponga las comidas que se comen con los dedos directamente en la bandeja limpia de la silla del bebé.

¡PREPÁRESE PARA EL DESORDEN!

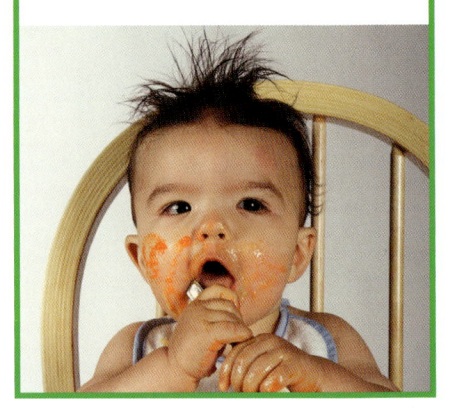

¿Cuánto debería comer mi bebé?

A los pocos meses de empezar a comer alimentos sólidos, la dieta diaria de su bebé debería incluir leche materna o fórmula de alimentación infantil y una variedad de alimentos de los cinco grupos: proteínas, cereales, verduras, frutas y productos lácteos.

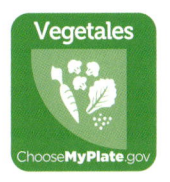

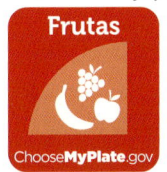

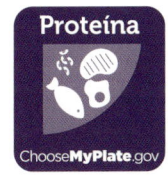

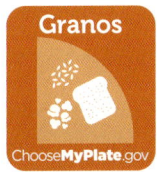

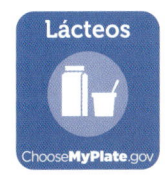

EDAD:	0 a 6 meses	6 a 8 meses	8 a 12 meses
Leche materna o Fórmula de alimentación infantil	En los primeros 6 meses sólo se necesita fórmula de alimentación infantil o leche materna.	Amamantar, cuando el bebé lo pida. Los bebés alimentados con fórmula toman de 24 a 32 onzas.	Seguir amamantando. Los bebés alimentados con fórmula toman unas 24 onzas.
Granos		1 a 2 onzas Cereales fortificados con hierro, otros granos: pan, trozos pequeños de galletas saladas	2 a 4 onzas Cereal fortificado con hierro Otros granos: galletas para bebés, pan, fideos, sémola de maíz o trozos suaves de tortilla
Vegetales		2 a 4 onzas Cocidos, al natural, en puré o machacados	4 a 6 onzas Cocidos, bien picados o en trocitos
Frutas		2 a 4 onzas En puré o machacadas	4 a 6 onzas Bien picadas o en trocitos (frutas duras cocidas)
Proteínas		1 a 2 onzas Carne, aves de corral, pescado, huevos, queso, yogur o legumbres, en puré o machacados	2 a 4 onzas Carne, aves de corral, pescado, huevos, queso, yogur o legumbres bien picados, molidos o en trocitos

Beber de una taza

La introducción de alimentos sólidos es también una gran oportunidad para enseñarle al bebé a beber de una taza. Los bebés generalmente están listos a los 6 meses de edad, cuando pueden cubrir la taza con el labio inferior y sentarse sin apoyo. Trate de que el bebé deje el biberón y empiece a usar una taza entre los 12 y 14 meses de edad.

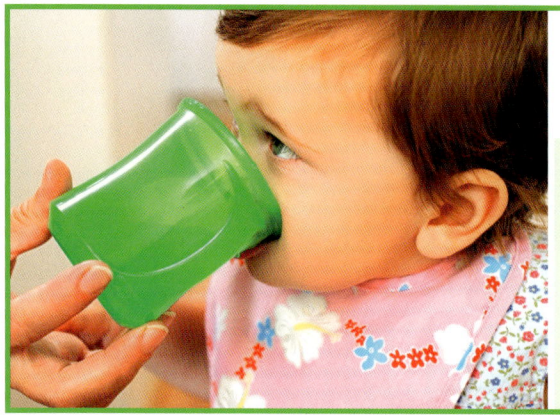

CÓMO AYUDAR AL BEBÉ A QUE EMPIECE A BEBER DE UNA TAZA

- ✓ Use una taza pequeña e irrompible.
- ✓ Empiece con cantidades pequeñas de leche materna, fórmula de alimentación infantil o agua.
- ✓ Ayude al bebé sujetando la taza.
- ✓ Incline la taza para que salga una cantidad muy pequeña de líquido.
- ✓ Tenga paciencia y deje que el bebé practique.

Jugo

No ofrezca jugos de frutas ni bebidas endulzadas. Tienen mucho azúcar, que causa caries, y no son demasiado nutritivas. Le llenan el estómago al bebé y no dejan espacio para alimentos más saludables. Después de que el bebé cumpla un año, puede empezar a ofrecerle una cantidad pequeña (4 onzas por dia) de jugo de fruta 100% natural en una taza.

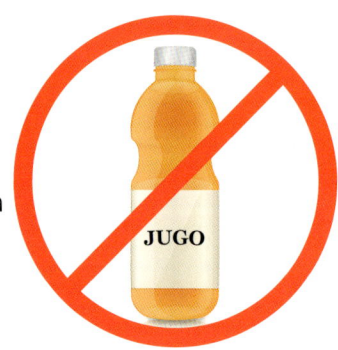

Cómo elegir una taza

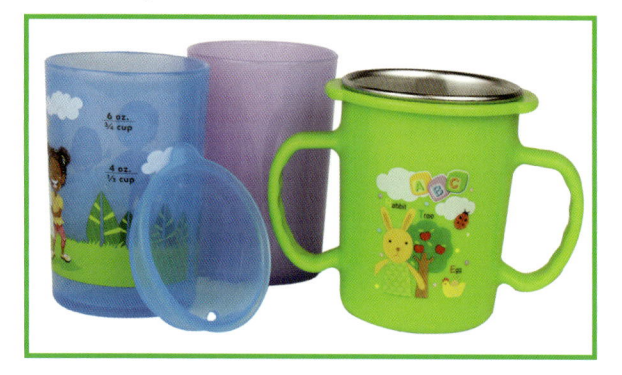

Al principio, la taza ideal es de 4 a 6 onzas y es irrompible. Puede ser una taza abierta o con tapa. Si la taza tiene tapa, no debe "ser a prueba de derrames". Las tazas "antiderrames", también llamadas tazas para sorber o "sippy cups" en inglés, tienen una pequeña válvula plástica en el interior que hace que el bebé chupe como si fuera un biberón.

PASOS INICIALES PARA PREPARAR COMIDAS PARA EL BEBÉ

Cómo escoger proteínas para preparar la comida del bebé en el hogar

- Al preparar alimentos para el bebé, las carnes magras y molidas son la mejor opción. Son más fáciles de cocinar y de hacer puré que la carne en trozos.
- Para ahorrar tiempo, use frijoles enlatados en lugar de frijoles secos; tendrá que escurrirlos, pero no hay que ponerlos en remojo y ya están cocidos.

Cómo escoger frutas y verduras para preparar la comida del bebé en el hogar

Puede usar frutas y verduras frescas, congeladas o enlatadas para preparar la comida del bebé. Lea la lista de ingredientes de los alimentos enlatados o congelados y seleccione los que no tengan azúcar, siropes, sal o salsas añadidos.

Use frutas y verduras frescas para preparar comidas coloridas para el bebé.

- Elija frutas y verduras que se vean frescas y que no estén machacadas, arrugadas, mohosas ni pegajosas.
- No compre nada que tenga mal olor.
- No compre verduras envasadas que tengan mucho líquido en la bolsa o que tengan apariencia turbia. Algunas frutas, como la piña fresca en trozos, tienen líquido en el envase, y eso está bien.
- Compre solo la cantidad necesaria porque la mayoría de las frutas y verduras no son alimentos para comprar en cantidad.
- Manipule con cuidado las frutas y verduras en la tienda. Colóquelas en la parte superior de su carrito de compras para que no se aplasten ni les caigan gotitas de carne cruda encima.

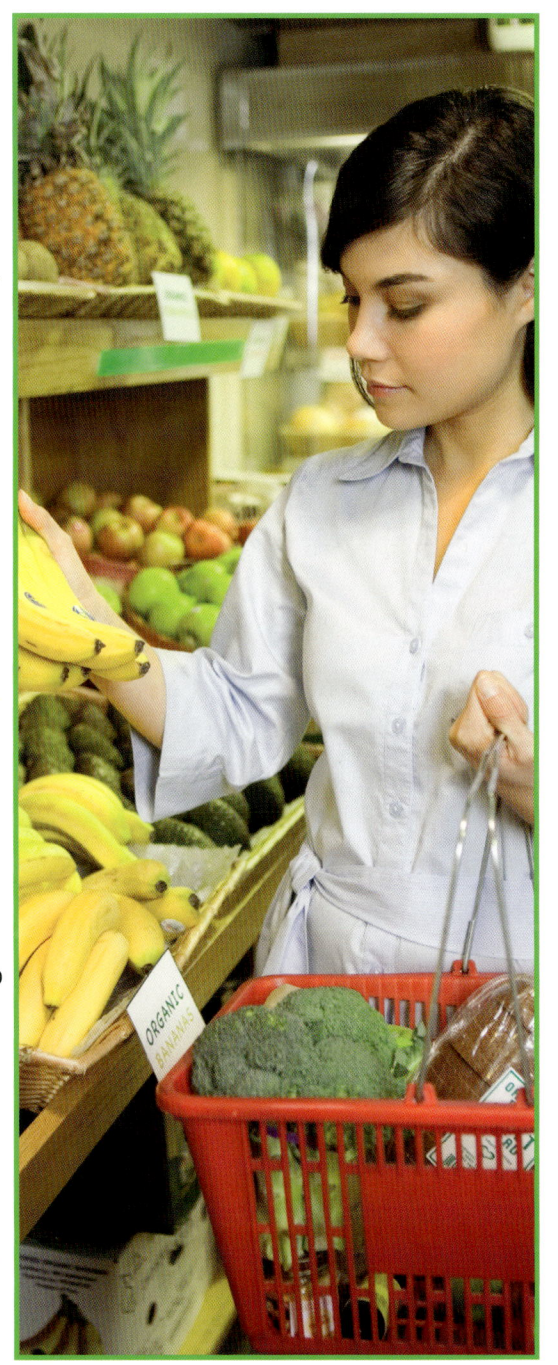

UTENSILIOS DE COCINA

Usted ya tiene la mayoría de los utensilios necesarios para preparar comida para el bebé.

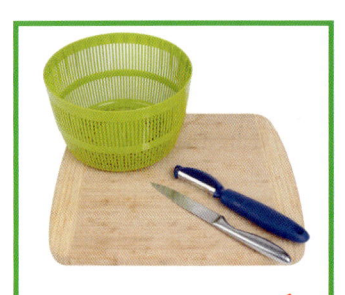

PASO 1: PREPARACIÓN

Tabla para cortar
Cuchillo afilado
Pelador de verduras
Cuchara
Colador o escurridor

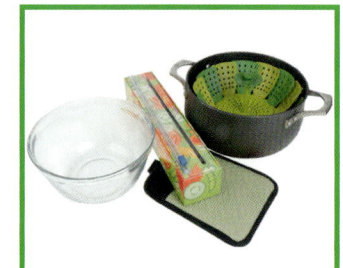

PASO 2: COCINAR

Agarrador de ollas o guantes para horno
Cacerola y cesta de vapor, o plato y cubierta que sean apropiados para el horno de microondas
Bandeja para hornear

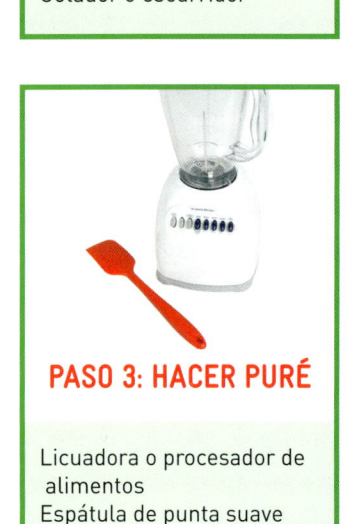

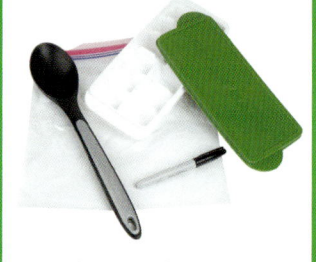

PASO 3: HACER PURÉ

Licuadora o procesador de alimentos
Espátula de punta suave

PASO 4: CONGELAR

Cuchara o espátula
Bandejas de cubitos de hielo con cubiertas o envoltura de plástico
Bolsas para guardar en el congelador
Marcador permanente

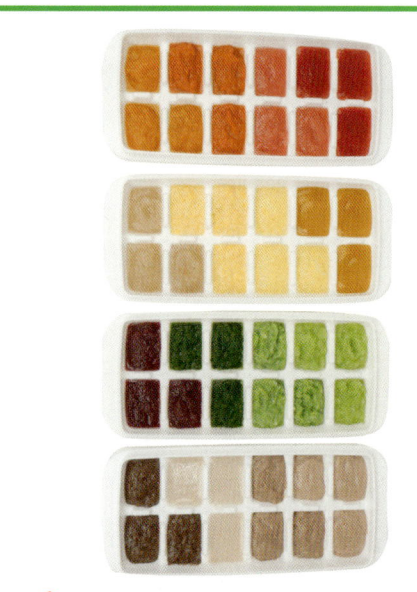

MÉTODO DE LA BANDEJA DE CUBITOS DE HIELO

Un método fácil de hacer comida para bebés es el de la "bandeja de cubitos de hielo". El concepto es sencillo: hacer cantidades grandes de purés y congelarlos en porciones individuales con una bandeja de cubitos de hielo. Este libro le enseña a preparar comida para bebé usando este método.

PUNTOS BÁSICOS DE SEGURIDAD EN LA COCINA

General

- Lávese las manos antes de empezar a preparar la comida del bebé.
- Antes de preparar la comida del bebé, lave todos los utensilios, mesas y tablas para cortar.
- Use otra tabla para cortar y otro cuchillo para las carnes crudas de res, pollo, pavo o pescado.
- Mantenga las comidas calientes o frías según corresponda para evitar la aparición de bacterias.
- No deje la comida del bebé a temperatura ambiente por más de una hora. Si no tiene tiempo para poner la comida que acaba de preparar en una bandeja para congelador, cúbrala y póngala en el refrigerador hasta que pueda hacerlo.

Preparar y cocinar

- Lave bien todas las frutas y verduras con agua (incluso si las va a pelar).
- Siga las instrucciones de tiempo de cocción y de reposo. La intensidad de las estufas y de los hornos de microondas varía ligeramente. Compruebe que la comida esté bien cocida, para esto:
    - Compruebe la temperatura del interior de la carne.
    - Las frutas y las verduras están cocidas si puede clavar fácilmente un tenedor en ellas.
- Si cocina en un horno de microondas, use solamente recipientes y envoltorios plásticos que sean apropiados.
- Cuando cocine, envuelva o cubra bien la comida para atrapar el vapor.

Almacenamiento

- Póngale una etiqueta con el nombre y la fecha a todas las comidas que almacene en el congelador
- La comida para bebé congelada dura de 2 a 3 meses en el congelador.
- La comida para bebé descongelada dura 2 días en el refrigerador.
- Tire cualquier comida que quede en el plato del bebé o que haya tenido contacto con la cucharita o con el niño.
- Tire cualquier comida que haya estado en reposo por más de 1 hora.

Cómo servir

- Antes de servir, pruebe la comida para verificar la temperatura. Si está demasiado caliente, colóquela en el congelador por unos segundos para enfriarla.
- Revuelva la comida para distribuir el calor de manera uniforme.
- Sirva la comida en un recipiente de plástico o de papel, aun si alimenta a su bebé con una cucharita. Es muy probable que su bebé encuentre la manera de tirar o dejar caer el plato.
- Siente a su bebé siempre que lo alimente. Además de que así es más fácil alimentarlo, esto evita el atragantamiento. Si no tiene una silla alta, siente al bebé en su regazo.

CONSEJOS PARA AHORRAR TIEMPO AL PREPARAR LA COMIDA DEL BEBÉ

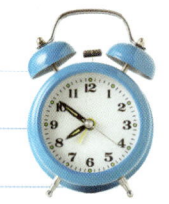

Haga planes con anticipación. Antes de ir a la tienda, inspeccione el congelador y haga un inventario. Lea las recetas y elija lo que preparará. Elija una segunda receta en caso de que los alimentos que va a comprar estén en mal estado, no estén disponibles o sean demasiado caros.

Los alimentos congelados o enlatados le ahorrarán mucho tiempo. Estos alimentos ya están lavados y limpios. Los alimentos enlatados ya están cocinados. El lavado y la limpieza de los alimentos puede ser el paso de la receta que más tiempo le lleve.

Decida si va a cocinar en la estufa de la cocina o en el horno de microondas. Elija un método y úselo siempre. Esto le ayudará a dominar la técnica y a ser más eficiente.

Planee dedicar 30 minutos por semana. Destine tiempo para preparar la comida de su bebé. Elija un momento sin distracciones. Una buena opción es por la noche, después de que el bebé se haya dormido. NO trate de preparar la comida cuando el bebé esté en la cocina. Lo hará más despacio, se frustrará y hasta puede ser peligroso.

Aprenda qué le gusta a su bebé y prepare el doble de sus comidas favoritas. Algunas comidas se convertirán en los platos principales de la dieta del bebé. Puede ahorrar tiempo preparando el doble de estas recetas.

CONSEJOS PARA LAS RECETAS DE COMIDA PARA EL BEBÉ

1. Las cantidades de las recetas están pensadas para preparar unas 24 porciones de una onza (1 cucharada).

2. El tamaño de las frutas y las verduras varía. Si prepara demasiada comida para el bebé, puede:

    - almacenar lo que le sobre en el refrigerador, durará de 3 a 4 días.

    - usarla para el resto de la familia. Todas las recetas son sabrosas y buenas para todos.

3. Puede usar la mitad o el doble de todas las cantidades. Si duplica la receta, el tiempo de cocción puede ser mayor.

4. Si decide cocinar en el horno de microondas, use sólo recipientes apropiados. Los mejores son los recipientes cerámicos sin plomo, los de vidrio o los de plástico que tienen la etiqueta "Microwave Safe" (seguro para microondas).

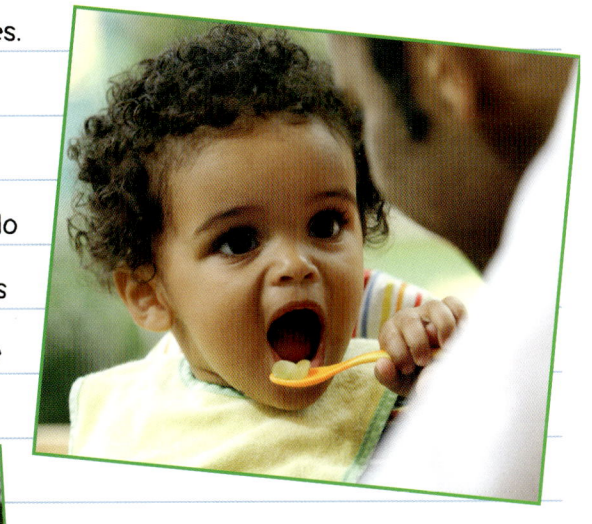

Cómo servirle comidas caseras al bebé

La comidas para el bebé siempre se deben servir frías, a temperatura ambiente o tibias. Es fácil prepararse para la comida. Simplemente seleccione cubitos de comida para bebé del congelador y colóquelos en un plato. Puede descongelarlos de las siguientes maneras:

- Refrigerador (de 3 a 4 horas): Coloque los cubitos de comida en un recipiente. Cúbralos y colóquelos en el refrigerador para que se descongelen. Puede calentar los cubitos en la estufa de la cocina, en baño María o en el horno de microondas.

- Horno de microondas (de 1 a 3 minutos en "DEFROST" o descongelar): La comida se descongela rápido en el horno de microondas. Coloque los cubitos de comida en un plato apropiado para horno de microondas y cúbralo con una toalla de papel. Ponga el plato en el horno de microondas y seleccione DEFROST (descongelar). Algunas comidas se descongelan más rápido que otras.

* Advertencia: Los hornos de microondas crean puntos calientes en la comida. Si usa un horno de microondas para descongelar o calentar comida para bebé, revuélvala bien y compruebe siempre la temperatura antes de servirla. Si está demasiado caliente, la puede enfriar rápidamente colocándola por unos segundos en el congelador.

Cómo diluir y espesar las comidas para el bebé

La mayoría de los alimentos para bebés deben tener una textura suave. Cada uno tiene una textura ligeramente diferente. Puede mezclar diferentes alimentos para conseguir la textura que desea o puede probar uno de los siguientes trucos:

Espesantes: La manera más rápida de espesar la comida es añadirle cereal para bebé. Los purés de banana o carne, el tofu sedoso y el yogur son buenos espesantes y les gustan a muchos bebés.

Diluyentes: La mejor manera de diluir los alimentos para bebé es añadirles leche materna o fórmula de alimentación infantil. Su bebé está acostumbrado al sabor y esto puede ayudarle a introducir alimentos nuevos.

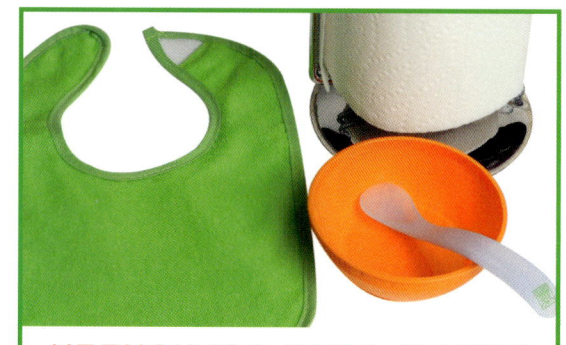

UTENSILIOS PARA SERVIR

- Tazones de plástico (apropiados para horno de microondas)
- Cucharita para bebé de mango largo y punta suave
- Babero
- Toallas de papel o paño para limpiar

Proteína

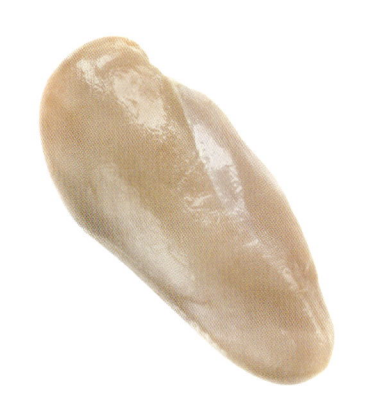

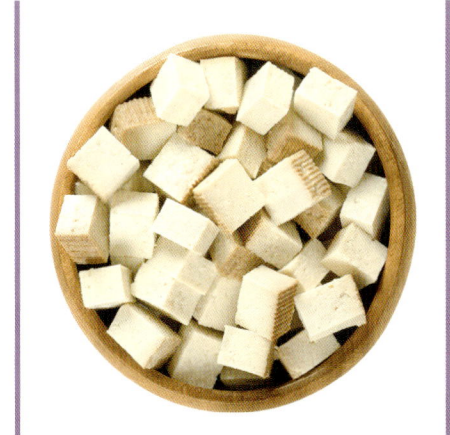

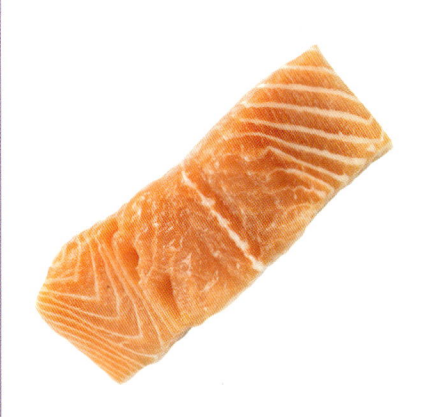

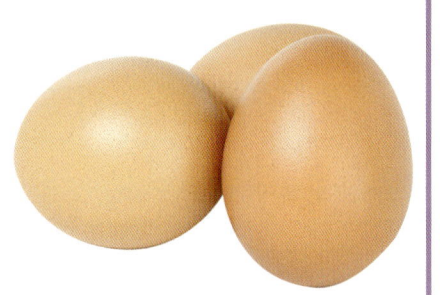

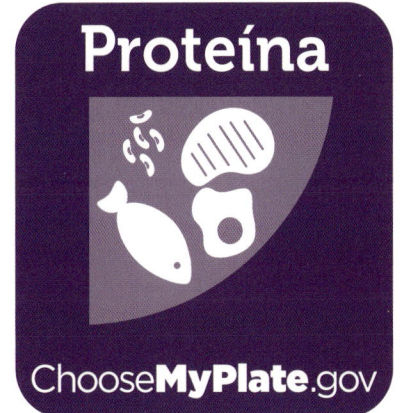

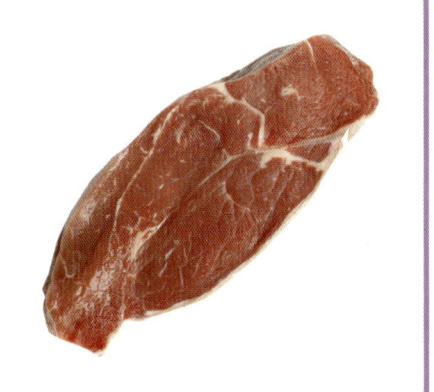

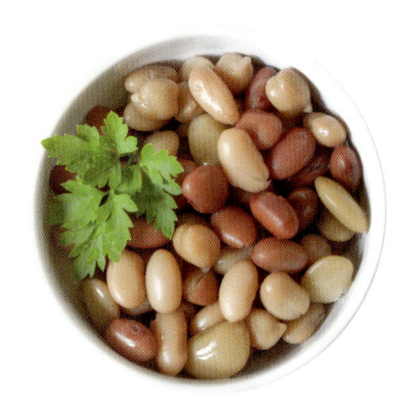

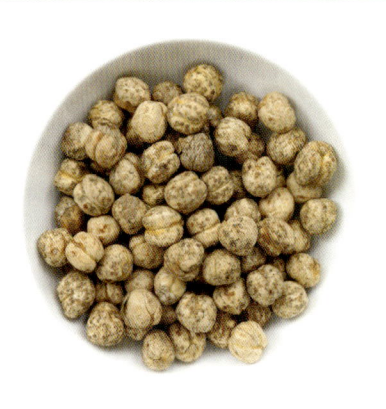

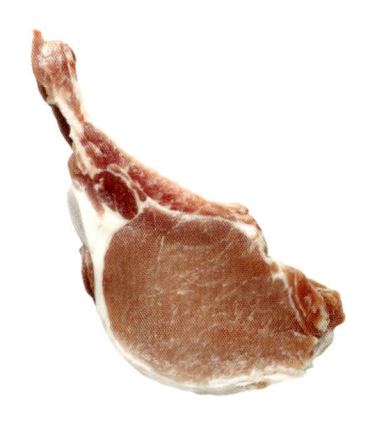

ChooseMyPlate.gov

15

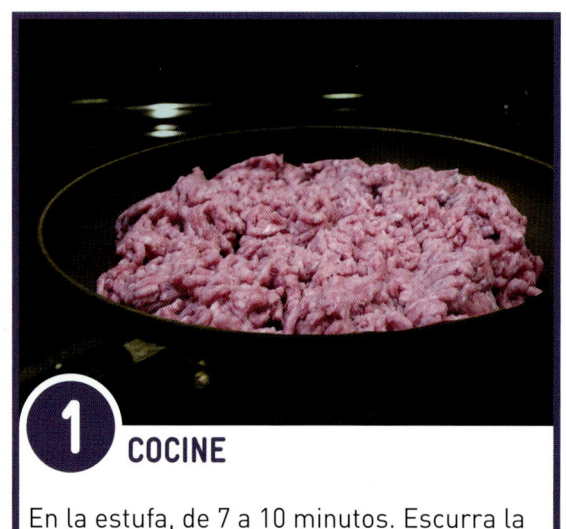

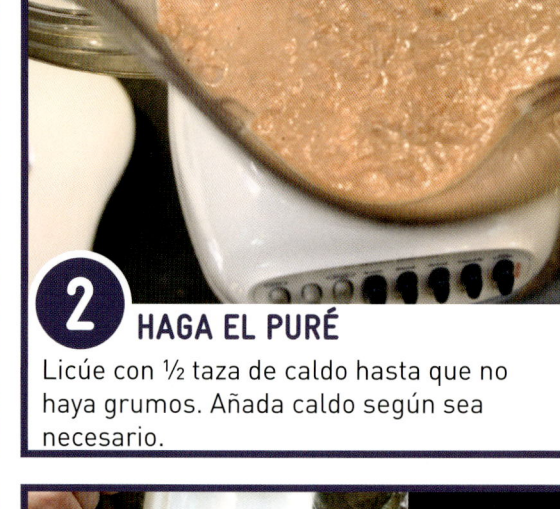

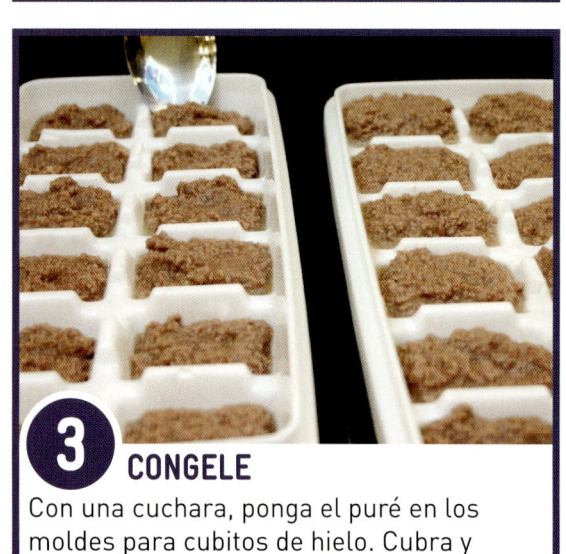

1 COCINE

En la estufa, de 7 a 10 minutos. Escurra la grasa.

2 HAGA EL PURÉ

Licúe con ½ taza de caldo hasta que no haya grumos. Añada caldo según sea necesario.

3 CONGELE

Con una cuchara, ponga el puré en los moldes para cubitos de hielo. Cubra y congele durante la noche.

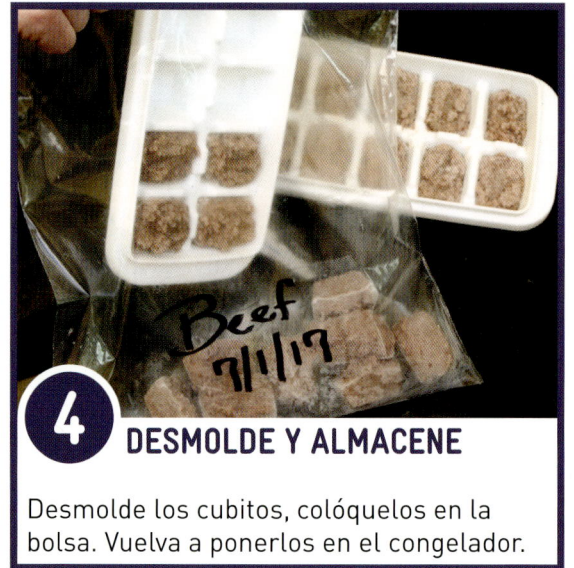

4 DESMOLDE Y ALMACENE

Desmolde los cubitos, colóquelos en la bolsa. Vuelva a ponerlos en el congelador.

Carne de res, cordero, cerdo o pavo:

Cantidad
1½ libras de carne molida de pavo, de res, de cerdo o de cordero
¾ de taza de caldo con bajo contenido de sodio
- Caldo de pollo para la carne de pavo y de cerdo
- Caldo de res para la carne de res y de cordero

1. Cocine
Ponga la carne en una sartén mediana antiadherente a fuego medio. Cocine la carne, rompiendo los trocitos con una cuchara de madera o una espátula, hasta que esté totalmente cocida. Escurra la grasa.

2. Haga el puré
Coloque la carne y ½ taza de caldo en una licuadora o un procesador de alimentos. Muela hasta formar un puré añadiendo entre ¼ y ½ taza de caldo para lograr una textura uniforme y lisa, sin grumos. Mientras prepara el puré, pare la licuadora al menos una vez y limpie los bordes con una espátula.

3. Congele
Coloque con una cuchara el puré de carne en los moldes para cubitos de hielo y cúbralos. Póngalos en el congelador y déjelos ahí de 8 a 10 horas o toda la noche.

4. Desmolde y almacene
Escriba el tipo de carne y la fecha en una bolsa de plástico para congelador. Saque del congelador los moldes con la comida para el bebé y rápidamente deje correr agua caliente sobre la base. Tuerza el molde para sacar los cubitos de puré de carne y póngalos en la bolsa de plástico que preparó. Coloque la bolsa en el congelador.

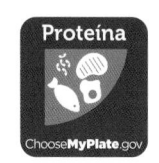

Rinde: Aproximadamente 24 porciones de una onza (2 cucharadas)

1 COCINE
En la estufa, de 15 a 20 minutos, con caldo de pollo. Deje enfriar y corte en trocitos pequeños.

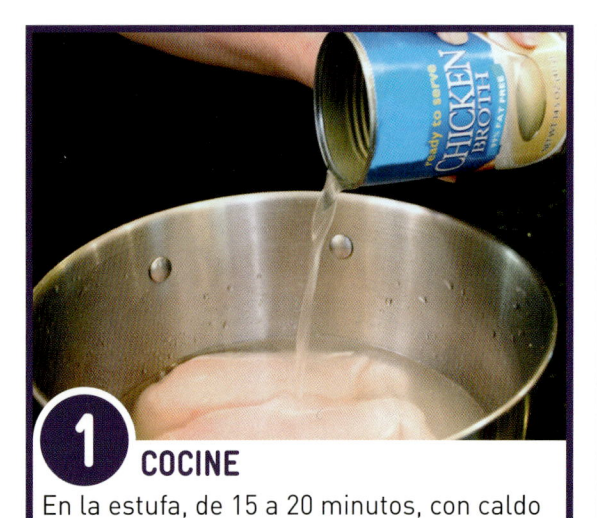

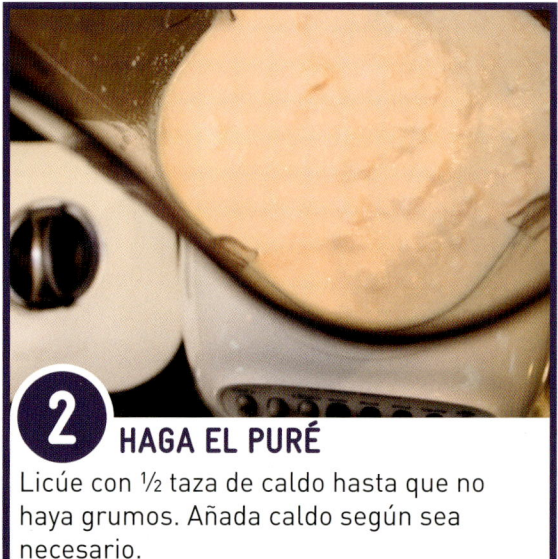

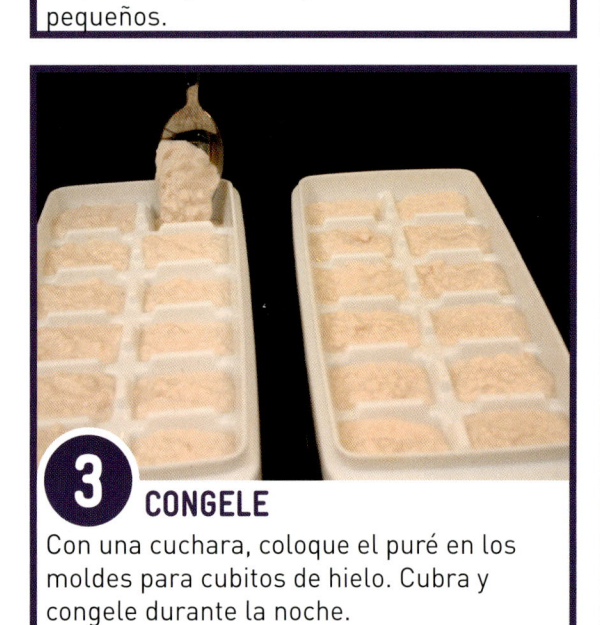

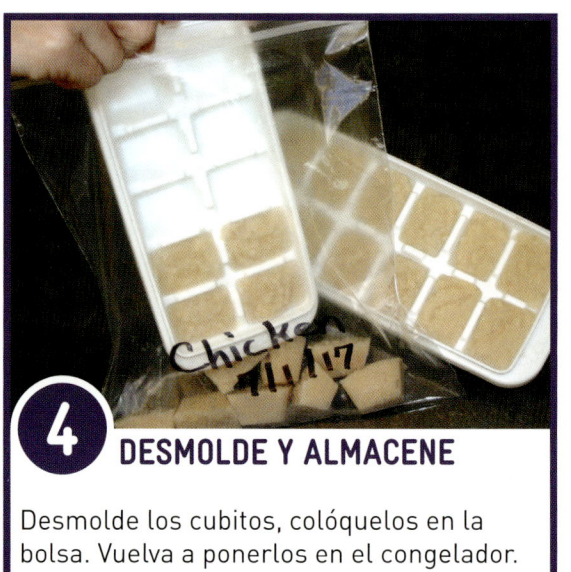

2 HAGA EL PURÉ
Licúe con ½ taza de caldo hasta que no haya grumos. Añada caldo según sea necesario.

3 CONGELE
Con una cuchara, coloque el puré en los moldes para cubitos de hielo. Cubra y congele durante la noche.

4 DESMOLDE Y ALMACENE
Desmolde los cubitos, colóquelos en la bolsa. Vuelva a ponerlos en el congelador.

Pollo

Cantidad
3 pechugas de pollo deshuesadas
1 lata (14 onzas) de caldo de pollo con bajo contenido de sodio

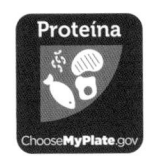

1. Cocine
Coloque el pollo en una olla con caldo de pollo con bajo contenido de sodio. Ponga la olla a hervir a fuego alto. Baje la intensidad de la llama y cocine a fuego lento hasta que el pollo esté cocido, de 15 a 20 minutos. No deje que el agua hierva. Si es necesario agregue más agua. Para ver si el pollo está bien cocido, saque un trozo y córtelo por la mitad. Si está bien cocido, toda la carne estará blanca o ligeramente marrón. Deje que el pollo se enfríe y luego córtelo en trocitos pequeños.

2. Haga el puré
Coloque los trocitos de pollo y ½ taza del líquido que usó para cocinarlo en una licuadora o un procesador de alimentos. Muela hasta formar un puré añadiendo entre ¼ y ½ taza del líquido para lograr una textura uniforme y lisa, sin grumos. Mientras prepara el puré, pare la licuadora al menos una vez y limpie los bordes con una espátula.

3. Congele
Coloque con una cuchara el puré de pollo en moldes para cubitos de hielo y cúbralos. Póngalos en el congelador y déjelos ahí de 8 a 10 horas o toda la noche.

4. Desmolde y almacene
Escriba "pollo" y la fecha en una bolsa de plástico para congelador. Saque del congelador los moldes con la comida para el bebé y rápidamente deje correr agua caliente sobre la base. Tuerza el molde para sacar los cubitos de puré de pollo y póngalos en la bolsa de plástico que preparó. Coloque la bolsa en el congelador.

Rinde: Aproximadamente 24 porciones de una onza (2 cucharadas)

1 PREPARACIÓN
Enjuague con agua fría durante un minuto.

2 HAGA EL PURÉ
Licúe los frijoles con ½ taza de agua hasta que estén suaves. Añada agua según sea necesario.

3 CONGELE
Con una cuchara, ponga el puré en los moldes para cubitos de hielo. Cubra y congele durante la noche.

4 DESMOLDE Y ALMACENE
Desmolde los cubitos, Colóquelos en la bolsa. Vuelva a ponerlos en el congelador.

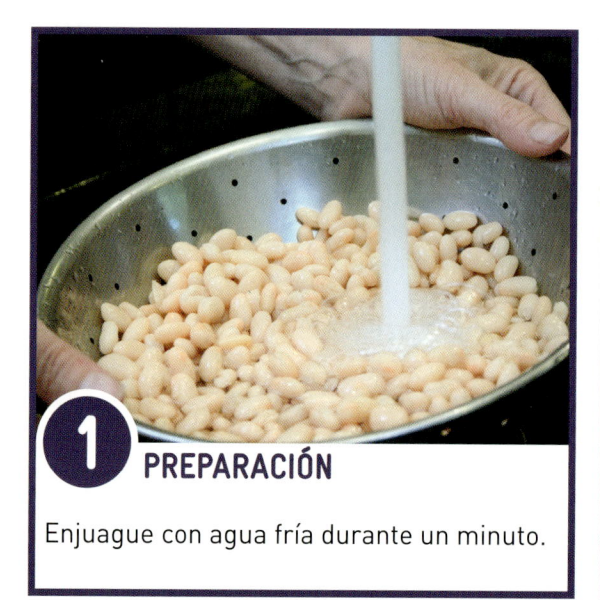

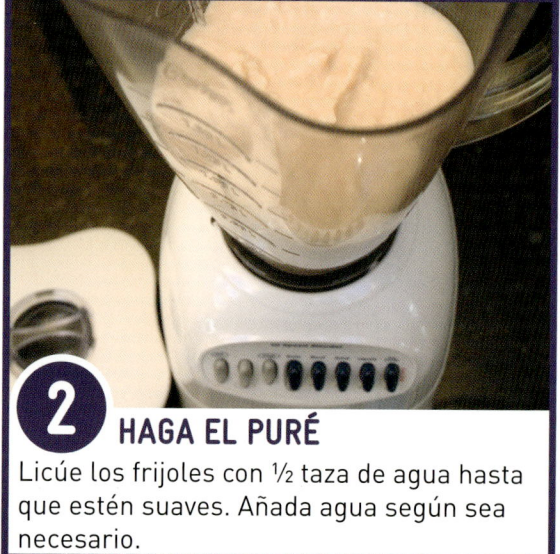

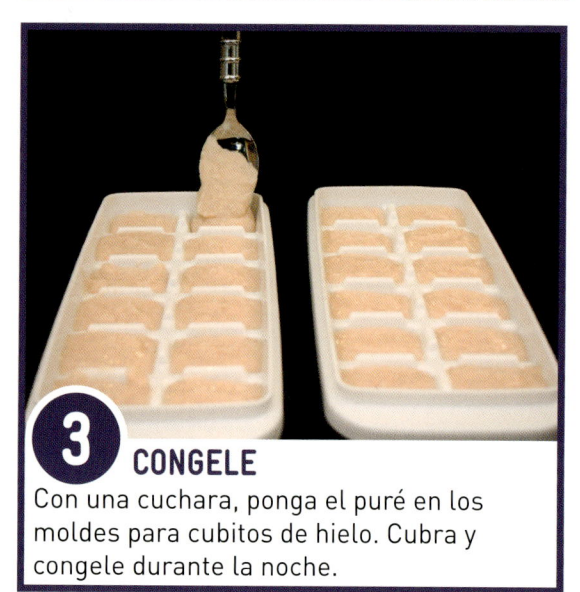

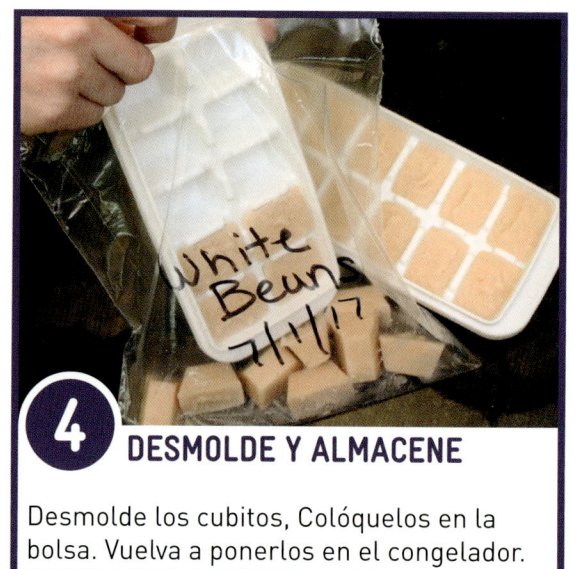

Proteínas. Frijoles y arvejas:

Cantidad
28 onzas (dos latas de 14 onzas) de cualquier tipo de frijoles o arvejas

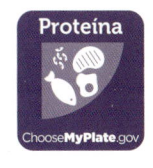

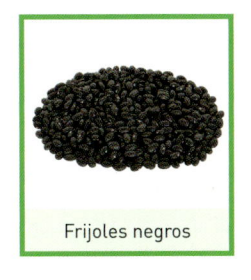

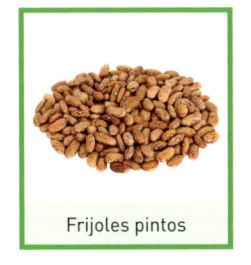

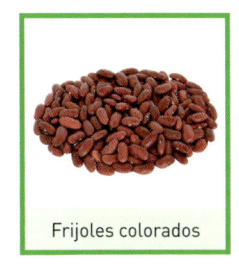

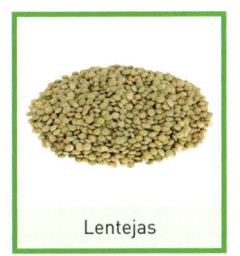

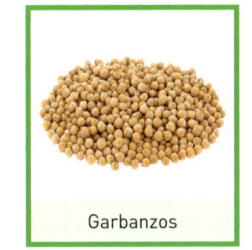

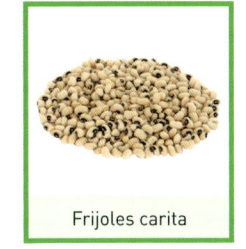

Frijoles negros — Frijoles pintos — Frijoles colorados
Lentejas — Garbanzos — Frijoles carita

1. Preparación
Abra las latas y vacíe los frijoles en un colador o escurridor. Enjuáguelos con agua fría durante un minuto.

2. Haga el puré:
Coloque los frijoles y ½ taza de agua en una licuadora o un procesador de alimentos. Haga el puré añadiendo entre ¼ y ½ taza de agua para lograr una consistencia uniforme y lisa, sin grumos. Mientras prepara el puré, pare la licuadora al menos una vez y limpie los bordes con una espátula.

3. Congele
Coloque con una cuchara el puré de frijoles en los moldes para cubitos y cúbralos. Póngalos en el congelador y déjelos ahí de 8 a 10 horas o toda la noche.

4. Desmolde y almacene
Escriba el tipo de frijoles o arvejas y la fecha en una bolsa de plástico para congelador. Saque del congelador los moldes con la comida para el bebé y rápidamente deje correr agua caliente sobre la base de los moldes. Tuerza el molde para sacar los cubitos de comida y colóquelos en la bolsa de plástico que preparó. Coloque la bolsa en el congelador.

Rinde: Aproximadamente 24 porciones de una onza (2 cucharadas)

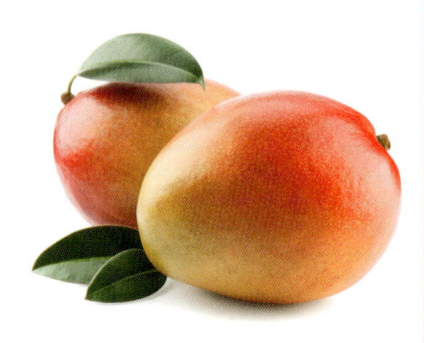

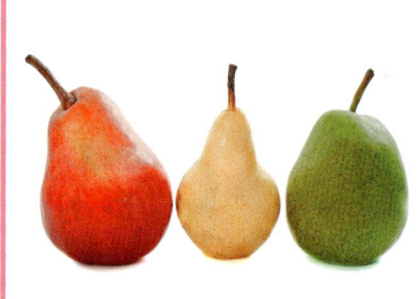

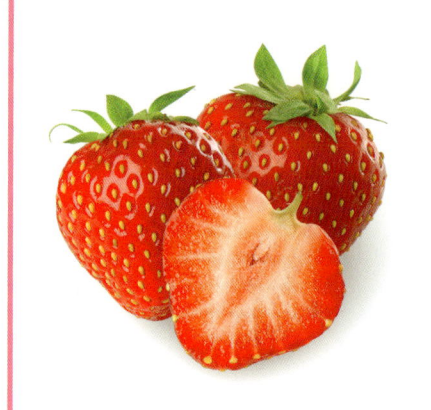

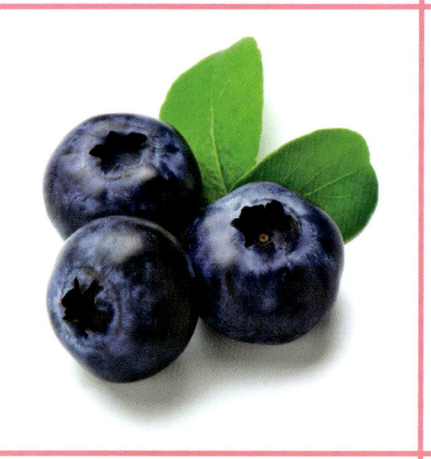

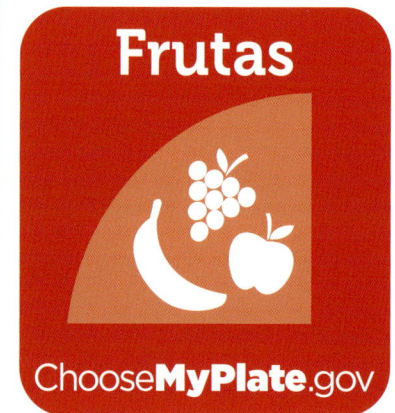

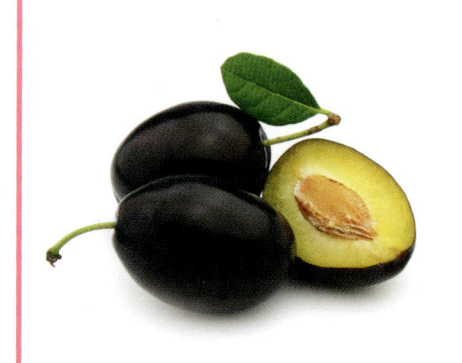

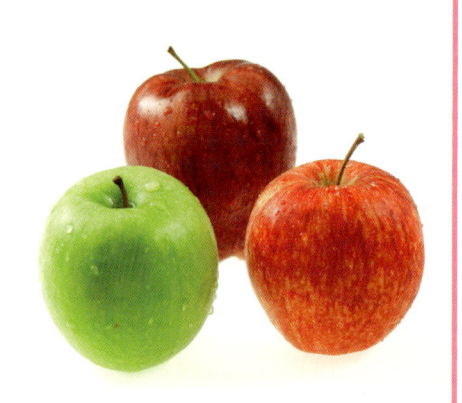

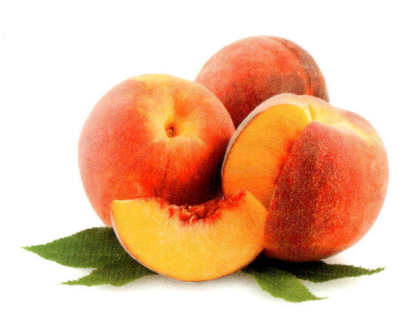

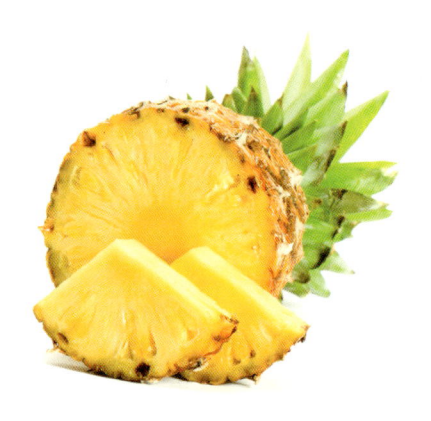

Frutas

ChooseMyPlate.gov

22

FRUTA	FRESCA, CANTIDAD	PREPARACIÓN	TIEMPO DE COCCIÓN ESTUFA / HORNO DE MICROONDAS
Manzanas	6 medianas	Lávelas, pélelas y quíteles el corazón	10 min. / 5 min.
Albaricoques	De 12 a 14	Lávelos, pélelos y quíteles la semilla	5 min. / 3 min.
Moras azules	1½ libras	Lávelas, quíteles el tallo y la suciedad	5 min. / 3 min.
Mangos	4	Lávelos, pélelos y quíteles la semilla	5 min. / 3 min.
Nectarinas	8 medianas	Lávelas, pélelas y quíteles la semilla	5 min. / 3 min.
Papayas	4 pequeñas o 1 muy grande	Lávelas, córtelas por la mitad, quíteles las semillas con una cuchara y pélelas.	5 min. / 3 min.
Duraznos	De 6 a 7, grandes	Lávelos, pélelos y quíteles la semilla	5 min. / 3 min.
Peras	6 medianas	Lávelas, pélelas y quíteles el corazón	10 min. / 5 min.
Piña	1 mediana	Lávela, córtele el tallo, la base y la cáscara, y quítele el corazón	5 min. / 3 min.
Ciruelas	De 8 a 10, grandes	Lávelas, pélelas y quíteles la semilla	5 min. / 3 min.
Frambuesas	1½ libras	Lávelas, quíteles el tallo y la suciedad	5 min. / 3 min.
Fresas	1½ libras	Lávelas, quíteles el tallo y la suciedad	5 min. / 3 min.
Cerezas dulces	1½ libras	Lávelas, córtelas por la mitad y quíteles la semilla	5 min. / 3 min.

1 PREPARACIÓN
Lávelas, pélelas y quíteles las semillas. Corte en trocitos.

2 COCINE
5 minutos en el horno de microondas o 10 minutos en la estufa.

3 HAGA EL PURÉ
Licúe la fruta hasta que tenga una consistencia lisa, sin trozos.

4 5 CONGELE — DESMOLDE Y ALMACENE
Vierta en el molde para cubitos de hielo. Cubra y congele durante la noche. Desmolde los cubitos, colóquelos en la bolsa. Vuelva a ponerlos en el congelador.

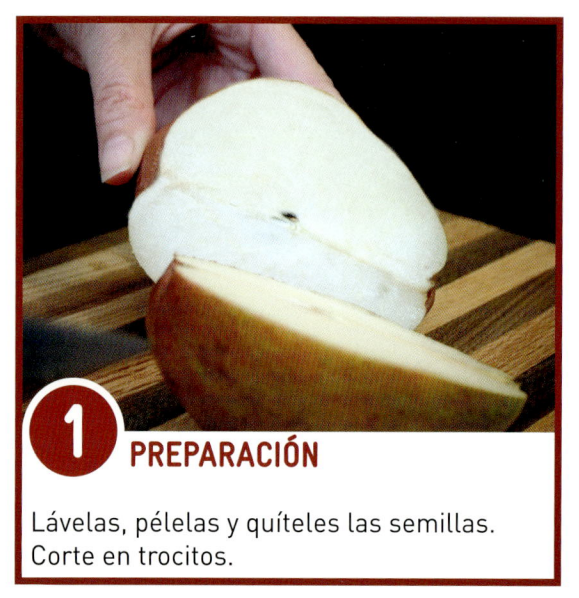

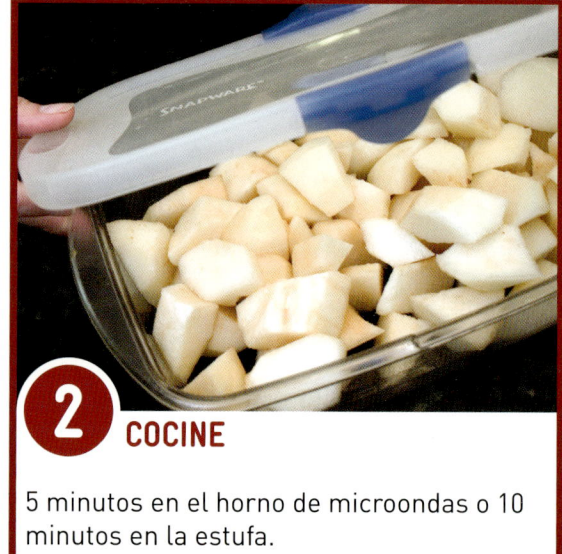

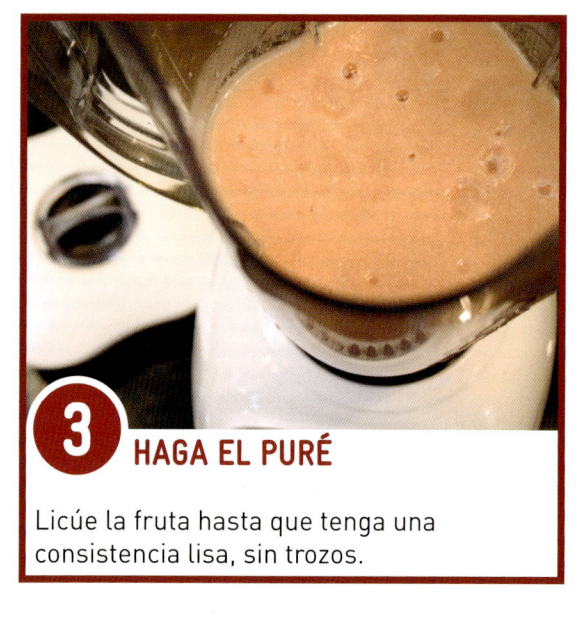

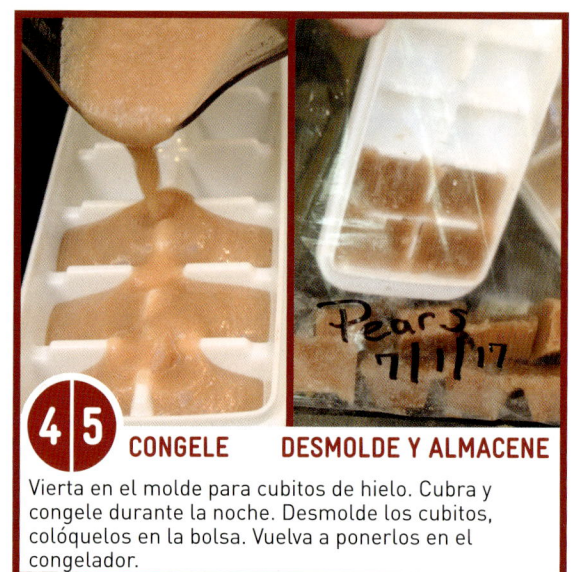

Cantidad
Fruta fresca: Siga la información sobre cantidad indicada en la tabla.
Fruta congelada: De 20 a 25 onzas (sin azúcar ni salsas añadidas)
Frutas enlatadas: De 20 a 25 onzas (sin azúcar ni siropes añadidos. Envasadas en agua o jugo.)

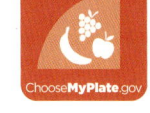

1. Preparación
Frutas frescas: Lave la fruta y siga las instrucciones de preparación de la tabla para la fruta que esté cocinando. Corte la fruta en trocitos de una 1 pulgada o en rodajas.
Frutas congeladas: Abra el paquete y continúe con el paso siguiente.
Frutas enlatadas: Abra las latas y coloque la fruta en un colador o escurridor. Enjuague con agua fría durante un minuto y continúe con el paso 3.

2. Cocine
<u>Método de la estufa:</u> Vierta 1 taza de agua en una cacerola grande. Coloque una cesta de vapor en la cacerola. Coloque los trozos de fruta en la cesta de vapor. Cubra la cacerola y colóquela sobre el quemador de la estufa. Ponga la temperatura del quemador en ALTO (HIGH) hasta que el agua hierva. Baje el fuego y cocine a fuego lento por el tiempo sugerido en la tabla. Deje reposar 5 minutos. La fruta está cocida si puede introducir fácilmente un tenedor o es fácil hacer puré. Coloque la fruta y de 2 a 4 cucharadas de jugo en una licuadora o un procesador de alimentos.

<u>Método del horno de microondas:</u> Coloque la fruta en un plato apropiado para microondas. Cubra el plato. Cocine a intensidad ALTA por el tiempo de cocción sugerido en la tabla. Deje reposar 5 minutos. La fruta está cocida si puede introducir fácilmente un tenedor o es fácil de machacar para hacer puré. Coloque la fruta y el jugo en una licuadora o un procesador de alimentos.

3. Haga el puré
Muela la fruta en la licuadora o el procesador de alimentos hasta tener una textura uniforme y lisa. Mientras prepara el puré, pare la licuadora al menos una vez y limpie los bordes con una espátula.

4. Congele
Vierta o use una cuchara para vaciar el puré de fruta en los moldes para cubitos y cúbralos. Póngalos en el congelador y déjelos ahí de 8 a 10 horas o toda la noche.

5. Desmolde y almacene
Escriba el tipo de fruta y la fecha en una bolsa de plástico para congelador. Saque del congelador los moldes con la comida para el bebé y rápidamente deje correr agua caliente sobre la base. Tuerza el molde para sacar los cubitos de la fruta y colóquelos en la bolsa de plástico que preparó. Coloque la bolsa en el congelador.

Rinde: Aproximadamente 24 porciones de una onza (2 cucharadas)

Vegetales
ChooseMyPlate.gov

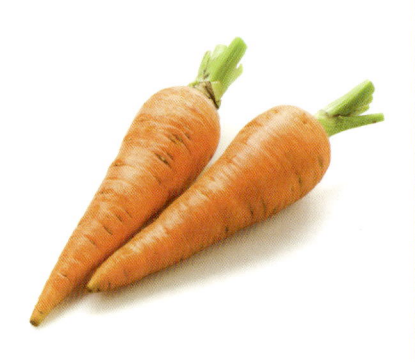

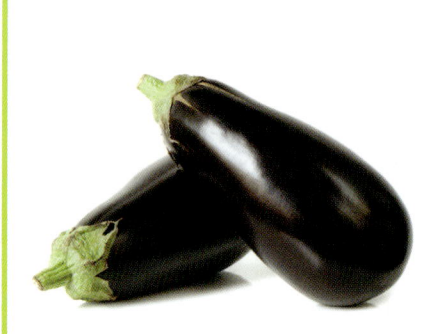

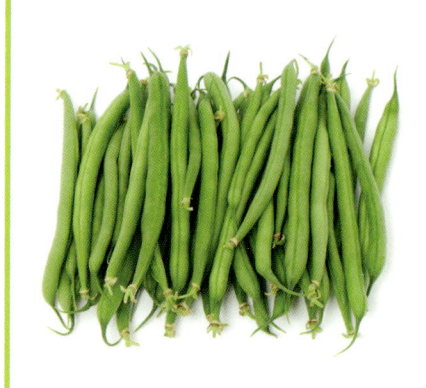

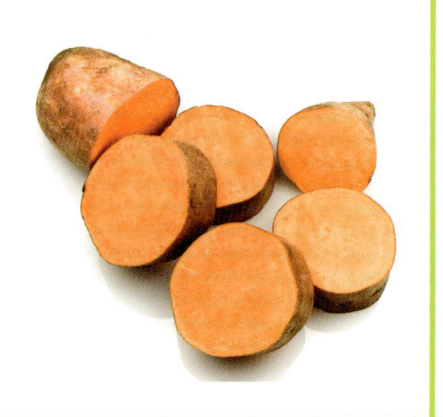

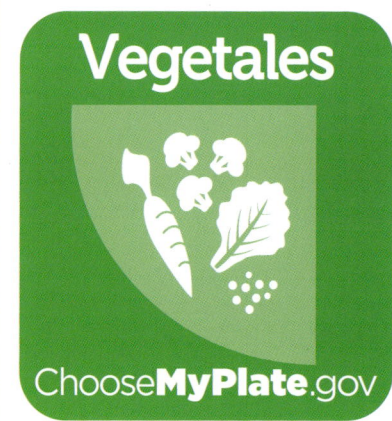

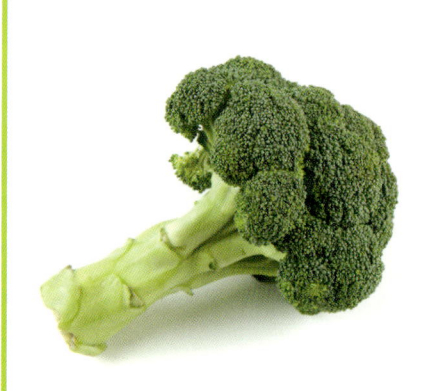

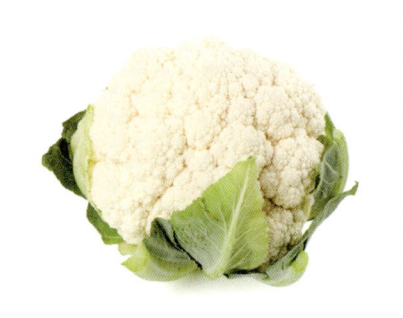

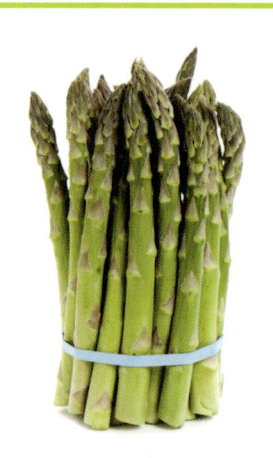

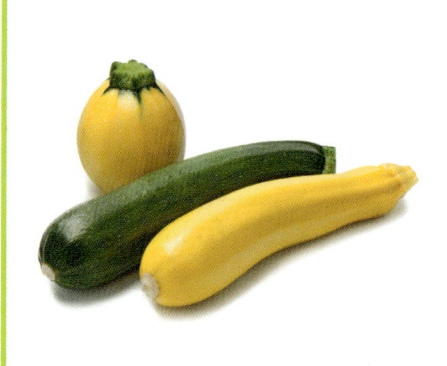

VERDURAS	FRESCAS, CANTIDAD	PREPARACIÓN	TIEMPO DE COCCIÓN ESTUFA / HORNO DE MICROONDAS
Espárragos	1½ libras	Lávelos, desprenda los extremos duros y pele los tallos	8 - 10 min. / 6 - 8 min.
Brócoli	1½ libras	Lávelo, corte la parte inferior (1/4 de pulgada)	10 - 12 min. / 8 - 10 min.
Zanahorias	1½ libras	Lávelas, corte los dos extremos y pélelas	10 - 12 min. / 8 - 10 min.
Coliflor	1 cabeza mediana	Quítele todas las hojas, lávela y quítele el centro	10 - 12 min. / 8 - 10 min.
Maíz	8 mazorcas	Quíteles las hojas, lávelas, corte y tire el extremo.	8 - 10 min. / 6 - 8 min.
Berenjena	De 2 a 3 medianas o 1 grande	Lávelas y corte los dos extremos	10 - 12 min. / 8 - 10 min.
Ejotes (frijoles verdes)	1½ libras	Lávelos y corte los dos extremos	10 - 12 min. / 3 min.
Arvejas	1½ libras	Quíteles la vaina y lávelas. Tire las vainas.	8 - 10 min. / 6 - 8 min.
Arvejas chinas	1½ libras	Lávelas y corte los dos extremos	8 - 10 min. / 6 - 8 min.
Espinacas	2 libras	Lávelas y quíteles los tallos duros.	8 - 10 min. / 6 - 8 min.
Arvejas dulces	1½ libras	Lávelas y corte los dos extremos	8 - 10 min. / 6 - 8 min.
Batatas	De 2 a 3 grandes	Lávelas y pélelas	12 - 15 min. / 8 - 10 min.
Calabaza amarilla	De 6 a 8 medianas	Lávelas y corte los dos extremos	10 - 12 min. / 8 - 10 min.
Calabacín (zucchini)	De 6 a 8 medianos	Lávelos y corte los dos extremos	10 - 12 min. / 8 - 10 min.

1 PREPARACIÓN
Lave. Corte los tallos y pique en trocitos.

2 COCINE
De 10 a 12 minutos en la estufa, o de 8 a 10 minutos en el horno de microondas.

3 HAGA EL PURÉ
Licúe con ¼ taza de agua hasta que tenga una consistencia lisa y uniforme. Añada agua según sea necesario.

4 | 5 CONGELE | DESMOLDE Y ALMACENE
Vierta en el molde para cubitos de hielo. Cubra y congele durante la noche.
Desmolde los cubitos, colóquelos en la bolsa. Vuelva a ponerlos en el congelador.

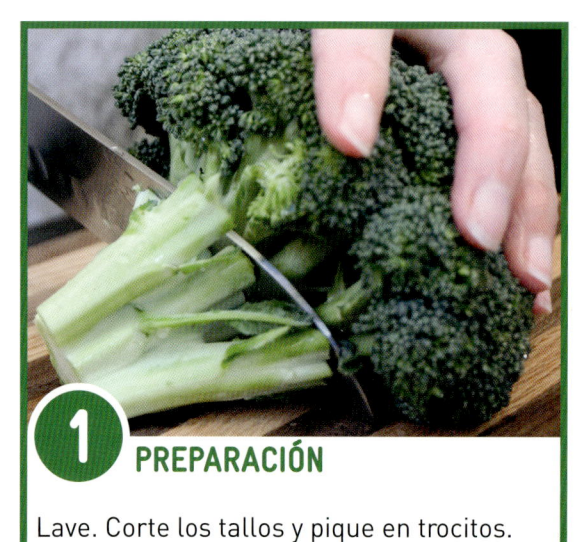

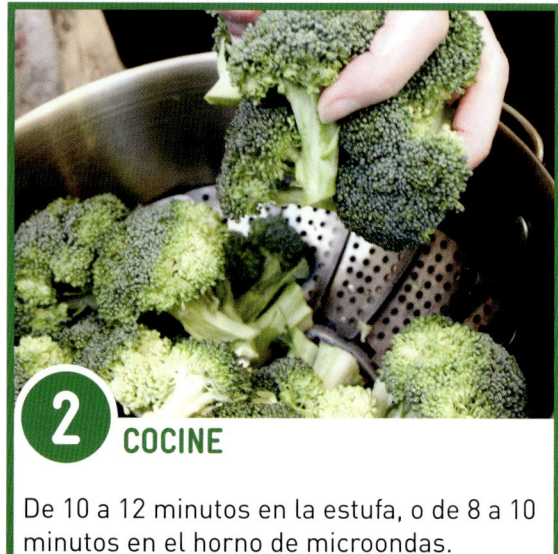

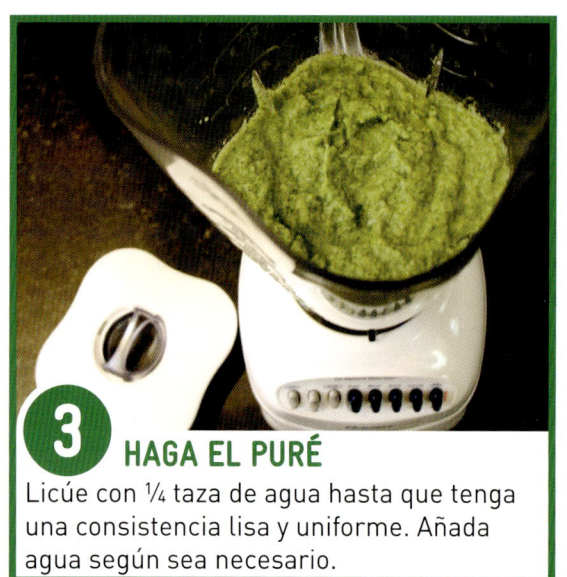

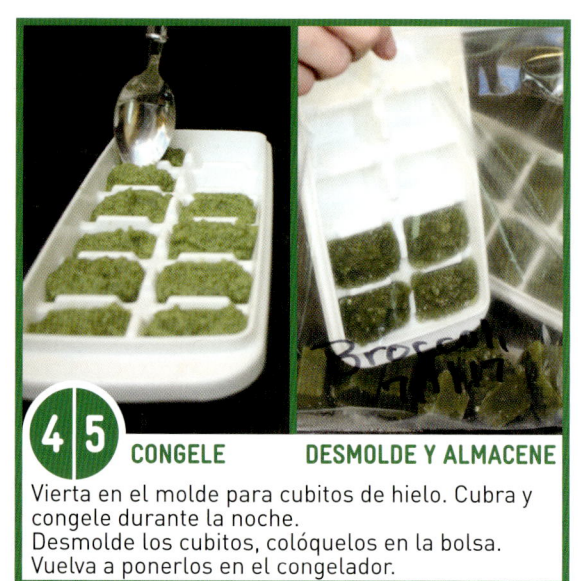

Cantidad
Verduras frescas: Siga la información sobre cantidad indicada en la tabla.
Verduras congeladas: De 20 a 25 onzas (sin sal ni salsas añadidas)
Verduras enlatadas: De 20 a 25 onzas (sin sal ni salsas añadidas)

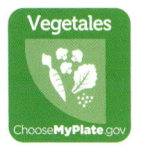

1. Preparación
Verduras frescas: Lave las verduras y siga las instrucciones de preparación en la tabla para la verdura que esté cocinando. Corte las verduras en trocitos de una pulgada o en rodajas.
Verduras congeladas: Abra el paquete y continúe con el paso siguiente.
Verduras enlatadas: Abra las latas y vierta las verduras en un colador o escurridor. Enjuague con agua fría durante un minuto y continúe con el paso 3.

2. Cocine
<u>Método de la estufa:</u> Vierta 1½ tazas de agua en una cacerola grande. Ponga la cesta de vapor en la cacerola. Coloque los trozos de verduras en la cesta de vapor. Cubra la cacerola y póngala en el quemador de la estufa. Ponga la temperatura del quemador en ALTO (HIGH) hasta que el agua hierva. Baje el fuego y cocine a fuego lento por el tiempo sugerido en la tabla. No deje que el agua hierva y se evapore. Compruebe el nivel del agua mientras cocina y si es necesario añada más. Deje reposar 5 minutos. La verdura está cocida si puede introducir fácilmente un tenedor o es fácil de machacar para hacer puré. Ponga las verduras y 4 cucharadas del jugo de la cocción en una licuadora o un procesador de alimentos.

<u>Método del horno de microondas:</u> Coloque las verduras en un plato apropiado para microondas con 2 scucharadas de agua. Cubra el plato. Cocine a intensidad ALTA por el tiempo de cocción sugerido en la tabla. Deje reposar 5 minutos. Las verduras están cocidas si puede introducir fácilmente un tenedor o si son fáciles de machacar para hacer puré. Coloque las verduras, el jugo y 2 cucharadas de agua en una licuadora o un procesador de alimentos.

3. Haga el puré
Muela la fruta en la licuadora o el procesador de alimentos hasta tener una textura uniforme y lisa. Tal vez tenga que añadir entre ¼ y ½ taza de agua para lograr una textura suave. Mientras prepara el puré, pare la licuadora al menos una vez y limpie los bordes con una espátula.

4. Congele
Vierta o use una cuchara para vaciar el puré de verduras en los moldes para cubitos de hielo y cúbralos. Póngalos en el congelador y déjelos ahí de 8 a 10 horas o toda la noche.

5. Desmolde y almacene
Escriba el tipo de verdura y la fecha en una bolsa de plástico para congelador. Saque del congelador los moldes con la comida para el bebé y rápidamente deje correr agua caliente sobre la base. Tuerza el molde para sacar los cubitos de verdura y colóquelos en la bolsa de plástico que preparó. Coloque la bolsa en el congelador.

Rinde: Aproximadamente 24 porciones de una onza (2 cucharadas)

1 PREPARACIÓN
Lávela. Córtela por la mitad, quítele las semillas y pinche la piel con un tenedor.

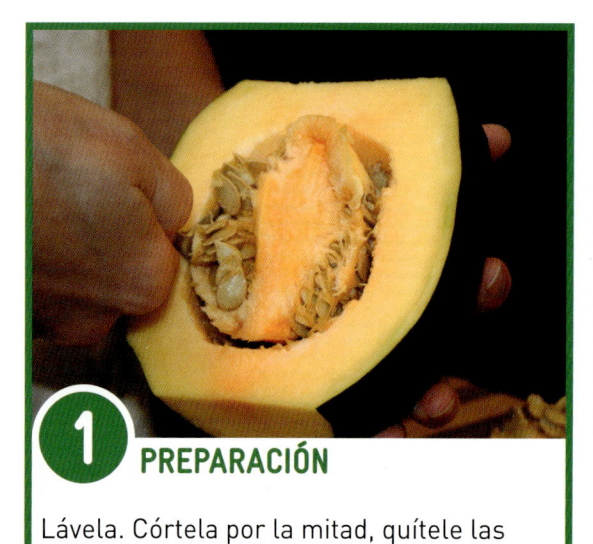

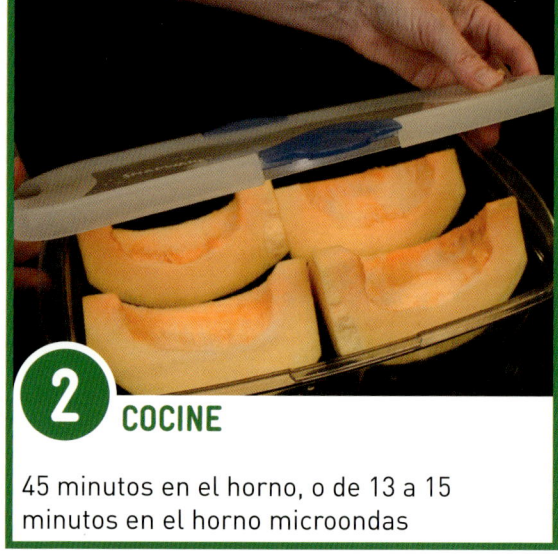

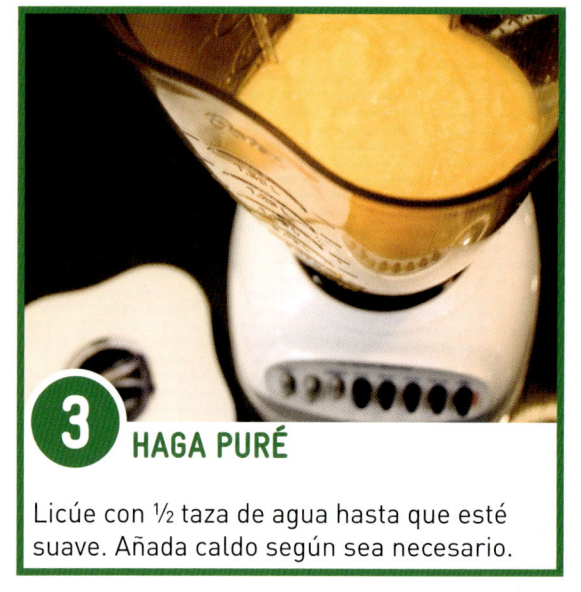

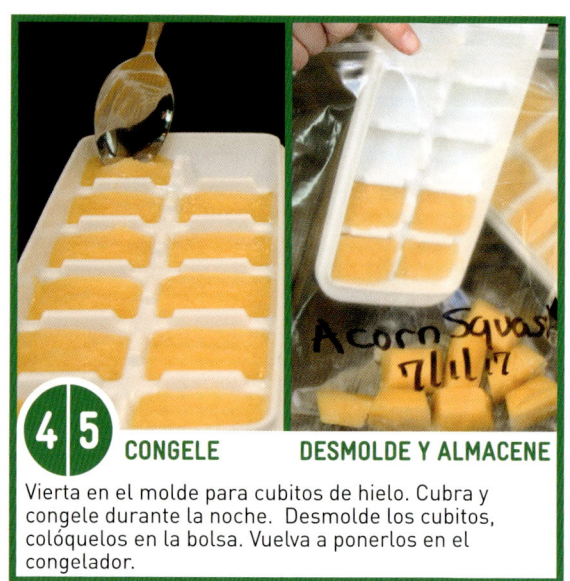

2 COCINE
45 minutos en el horno, o de 13 a 15 minutos en el horno microondas

3 HAGA PURÉ
Licúe con ½ taza de agua hasta que esté suave. Añada caldo según sea necesario.

4 5 CONGELE DESMOLDE Y ALMACENE
Vierta en el molde para cubitos de hielo. Cubra y congele durante la noche. Desmolde los cubitos, colóquelos en la bolsa. Vuelva a ponerlos en el congelador.

Calabaza. Variedades de invierno:

Cantidad
La calabaza fresca de invierno viene en muchas variedades y tamaños. Estas son las cantidades para los tipos más comunes:

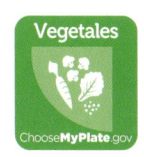

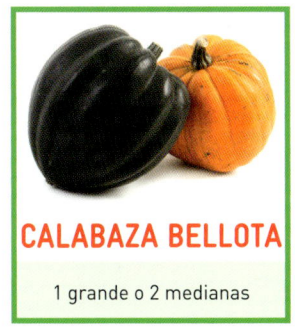

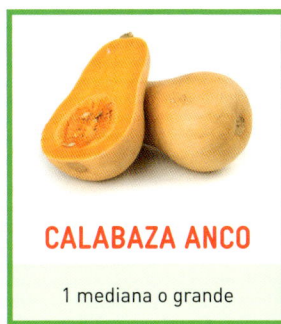

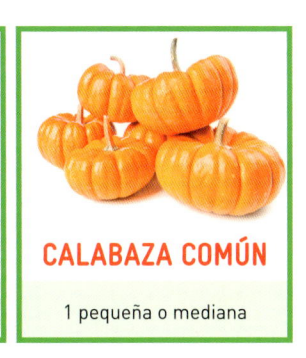

CALABAZA BELLOTA	CALABAZA ANCO	CALABAZA COMÚN
1 grande o 2 medianas	1 mediana o grande	1 pequeña o mediana

1. Preparación
Lave la calabaza, córtela por la mitad, quítele las semillas con una cuchara. Si la calabaza es grande, corte las mitades por la mitad y tendrá 4 trozos. Tire las semillas.

2. Cocine
Método del horno: Precaliente el horno a 350 °F. Coloque las mitades de la calabaza boca abajo en una bandeja para hornear. Pinche la calabaza con un tenedor 2 o 3 veces. Vierta ½ taza de agua en el fondo de la bandeja. Cocine al horno durante 45 minutos. La calabaza está cocida si puede introducir fácilmente un tenedor o es fácil de machacar. Deje enfriar.

Método del horno de microondas: Coloque la calabaza en un plato apropiado para microondas. Pinche la calabaza con un tenedor 2 o 3 veces. Vierta ½ taza de agua en el fondo del plato. Cubra el plato. Cocine a intensidad ALTA (HIGH) de 13 a 15 minutos. Deje reposar 5 minutos. La calabaza está cocida si puede introducir fácilmente un tenedor o es fácil de machacar. Deje enfriar.

3. Haga el puré
Separe la calabaza de la cáscara con una cuchara y colóquela en el recipiente de una licuadora o un procesador de alimentos. Deseche la cáscara. Añada ½ taza de agua y comience a hacerla puré. Tal vez tenga que añadir entre ¼ y ¾ taza de agua para lograr una textura uniforme, sin grumos. Mientras prepara el puré, pare la licuadora al menos una vez y limpie los bordes con una espátula.

4. Congele
Con una cuchara vacíe el puré de calabaza en los moldes para cubitos y cúbralos. Ponga los moldes en el congelador y déjelos ahí de 8 a 10 horas o toda la noche.

5. Desmolde y almacene
Escriba el tipo de calabaza y la fecha en una bolsa de plástico para congelador. Saque del congelador los moldes con la comida para el bebé y rápidamente deje correr agua caliente sobre la base. Tuerza el molde para sacar los cubitos de calabaza y colóquelos en la bolsa de plástico que preparó. Coloque la bolsa en el congelador.

Rinde: Aproximadamente 24 porciones de una onza (2 cucharadas)

COMIDAS FACILÍSIMAS QUE NO REQUIEREN COCINAR:

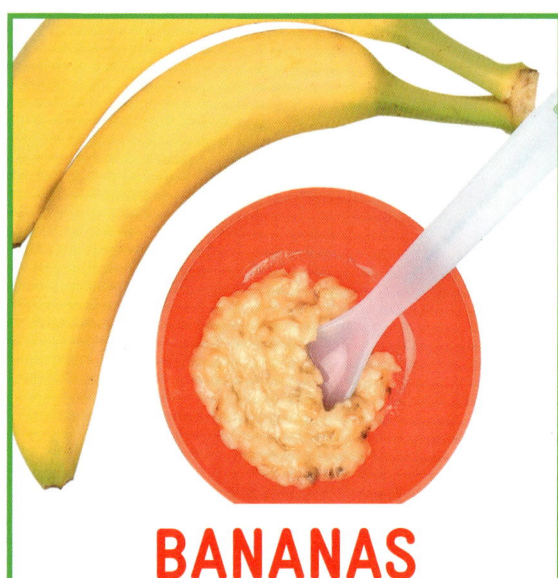

BANANAS

Pele y corte una banana madura. Hágala puré con tenedor.

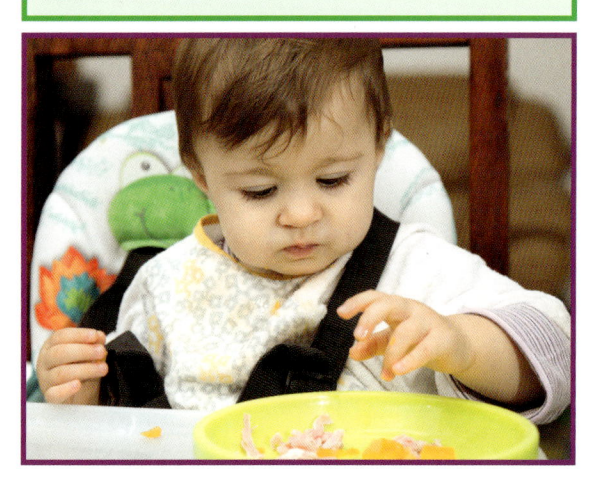

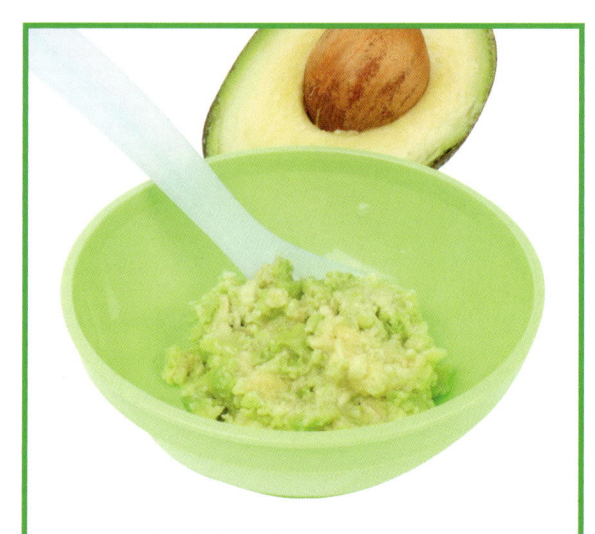

AGUACATES

Corte un aguacate maduro por la mitad, quítele la semilla y pele la cáscara. Hágalo puré con un tenedor. Exprima un poco de limón o lima para evitar que el aguacate se ponga marrón.

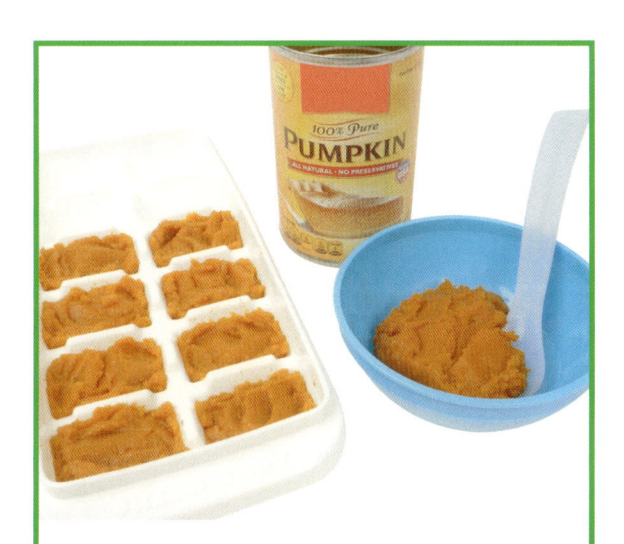

CALABAZA ENLATADA

Lata de 14 onzas de puré de calabaza 100% natural. Guarde el puré de calabaza sobrante en bandejas para cubitos de hielo, cubra y congele.

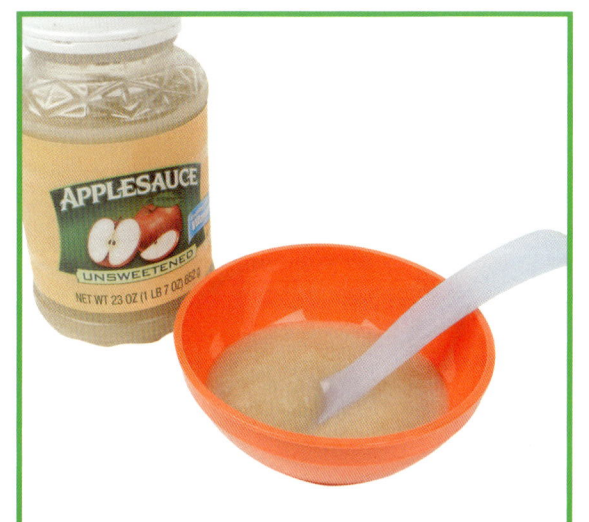

COMPOTA DE MANZANA

Frasco de 24 onzas de compota de manzana sin azúcar añadida. Guarde las sobras en la nevera o coloque con una cuchara el puré de manzana en bandejas de cubitos de hielo, cubra y congele.

CÓMO AÑADIR ALIMENTOS:

Cuando le haya presentado una variedad de alimentos a su bebé siguiendo el plan de "uno a la vez", el bebé estará listo para probar sabores nuevos e intentar usar una cuchara. Haga que las comidas sean más interesantes mezclando diferentes cubitos para crear combinaciones sabrosas. Aquí tiene algunas ideas para comenzar:

Carnes y verduras:
- Pollo, brócoli y coliflor
- Pollo y batata
- Pollo, maíz y arvejas
- Pavo y arvejas
- Pavo, peras y cerezas
- Carne de res, arvejas y batatas
- Carne de res, maíz y ejotes (frijoles verdes)
- Carne de res y espárragos
- Cerdo, zanahorias y coliflor
- Cerdo y manzanas

Carnes y frutas:
- Pollo y piña
- Pollo y fresas
- Cerdo y durazno
- Cerdo y manzana
- Carne de res y peras
- Carne de res y mango

Frijoles o arvejas y verduras:
- Frijoles blancos y arvejas
- Lentejas y batata
- Frijoles pintos y espinacas
- Garbanzos y brócoli
- Frijoles colorados y zanahorias
- Frijoles negros, calabacín y maíz

Verduras:
- Ejotes (frijoles verdes) y zanahorias
- Zanahorias y arvejas
- Espárragos y coliflor
- Brócoli, coliflor y zanahorias
- Calabaza anco y maíz
- Calabaza amarilla y coliflor
- Calabacín y maíz

Frutas:
- Durazno y pera
- Frambuesa y manzana
- Nectarina y banana
- Papaya y piña
- Moras azules y pera
- Fresas, durazno y banana
- Melón cantalupo y mango

Frutas y verduras:
- Batata y manzana
- Calabaza bellota y pera
- Piña y ejotes (frijoles verdes)
- Aguacate y calabaza anco
- Pera y arvejas

A divertirse en la mesa con diferentes texturas

Añadir texturas nuevas a las comidas ayudará a que su bebé aprenda a masticar, desarrolle habilidades motoras orales y forme tono muscular. Puede comenzar gradualmente con trocitos pequeños y suaves en los alimentos de su bebé. Al principio, tal vez los escupa. Pero con el tiempo podrá tragarlos y pasará a comidas con más textura.

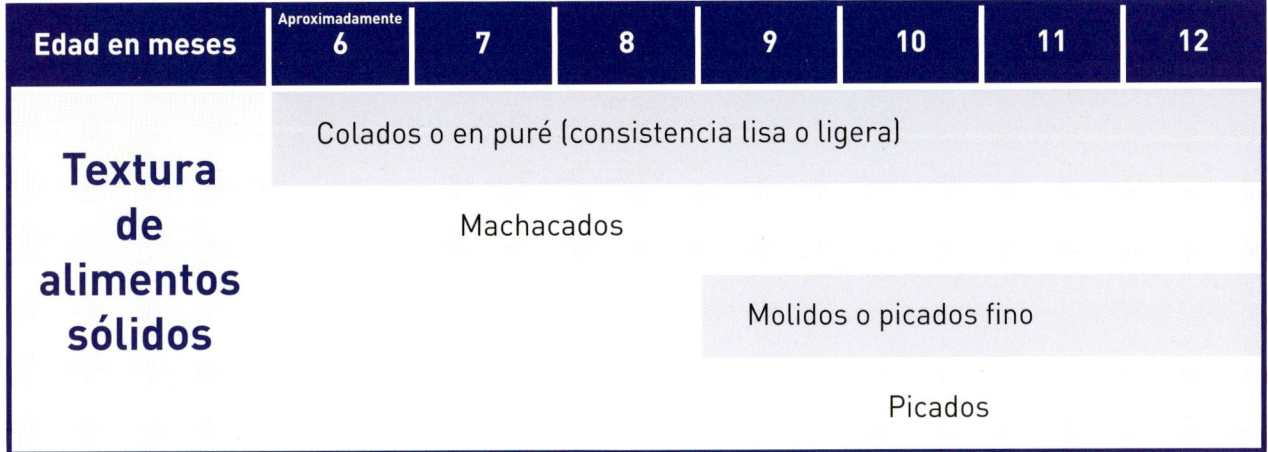

Edad en meses	Aproximadamente 6	7	8	9	10	11	12
Textura de alimentos sólidos	Colados o en puré (consistencia lisa o ligera)						
	Machacados						
				Molidos o picados fino			
					Picados		

Hay alimentos simples que se pueden mezclar con la comida para el bebé para añadir textura:
1. Banana, aguacate o tofu machacado con un tenedor.
2. Frijoles, arvejas y lentejas machacadas con un tenedor.
3. Arroz, pasta o papa cocidos (machacados con un tenedor).
4. Crema de trigo

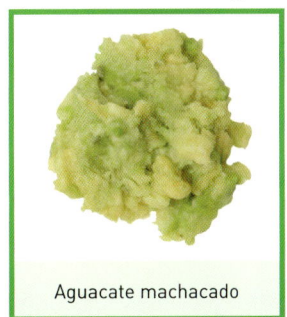

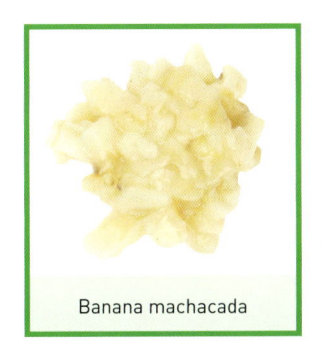

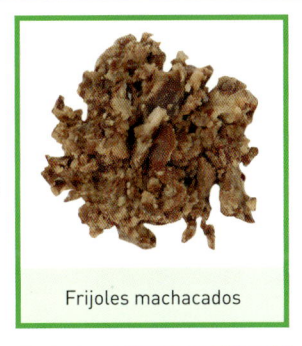

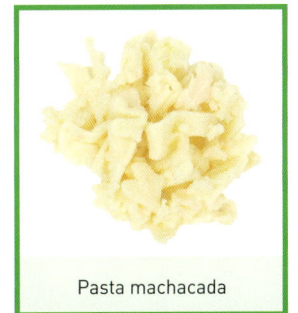

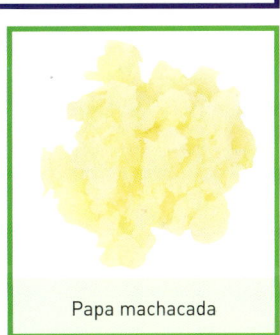

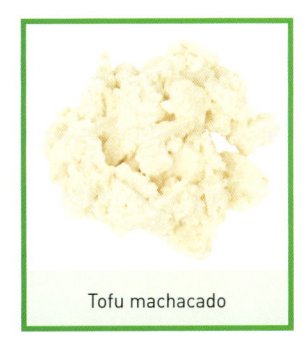

Frijoles machacados

Papa machacada

Aguacate machacado

Banana machacada

Pasta machacada

Tofu machacado

GUISO DE CHILE CON VERDURAS

Ingredientes:
- 2 calabacines medianos, cortados en trocitos pequeños
- ½ taza de tomates cortados en trocitos, enlatados
- ¾ de taza de maíz congelado
- 1 a 2 cucharadas de chiles verdes picados, enlatados
- ¼ taza de agua

Instrucciones: Coloque todos los ingredientes en una sartén y haga hervir a fuego fuerte. Cubra la sartén y siga cocinando a fuego medio. Cocine durante 15 minutos. Vierta el guiso de verduras en una licuadora y pulse si desea una textura gruesa o licue para hacer puré si desea una textura suave.

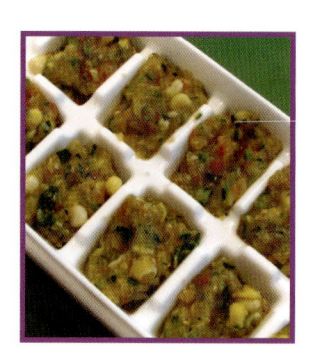

Con una cucharita coloque la mezcla en bandejas para cubitos de hielo, cubra y congele.

RATATOUILLE (PISTO)

Ingredientes:
- 2 cucharadas de aceite vegetal
- ½ cebolla grande, cortada en trocitos
- 2 dientes de ajo, picados
- 1 lata (14 onzas) de tomates cortados en trocitos
- 1 berenjena mediana, cortada en trocitos
- 2 calabacines pequeños, cortados en trocitos
- 2 cucharaditas de aderezo italiano

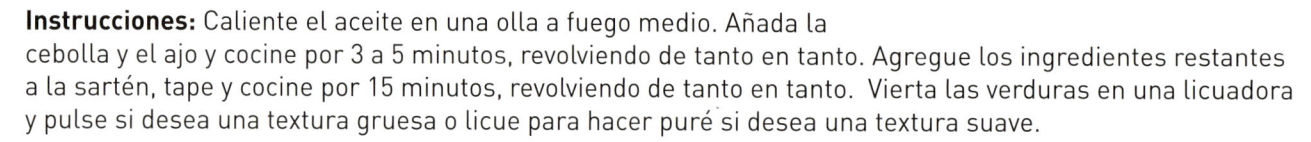

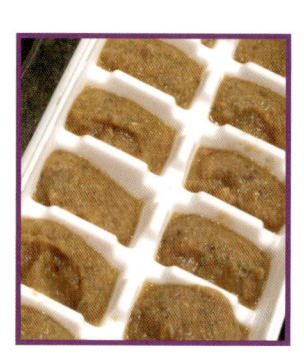

Instrucciones: Caliente el aceite en una olla a fuego medio. Añada la cebolla y el ajo y cocine por 3 a 5 minutos, revolviendo de tanto en tanto. Agregue los ingredientes restantes a la sartén, tape y cocine por 15 minutos, revolviendo de tanto en tanto. Vierta las verduras en una licuadora y pulse si desea una textura gruesa o licue para hacer puré si desea una textura suave.

Con una cucharita coloque la mezcla en bandejas para cubitos de hielo, cubra y congele.

BATATA, FRIJOLES Y BANANAS

Ingredientes:
- 1 batata mediana, pelada
- 1 lata (15 onzas) de frijoles blancos, enjuagados
- 1 banana mediana, pelada y en trozos pequeños
- ½ taza de agua

Instrucciones: Corte la batata en trozos grandes y colóquelos en un plato apropiado para microondas con 2 cucharadas de agua. Cubra y cocine en el microondas de 5 a 6 minutos hasta que se puedan machacar fácilmente con un tenedor. Coloque las batatas cocidas en una licuadora, con los frijoles, la banana y agua. Pulse si desea una textura gruesa o licue para hacer puré si desea una textura suave.

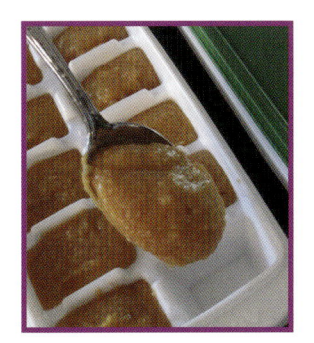

Con una cucharita coloque la mezcla en bandejas para cubitos de hielo, cubra y congele.

BUDÍN DE FRUTAS TROPICALES

Ingredientes:
- ½ taza de leche de coco
- 1 cucharada de azúcar morena
- 1 cucharadita de jugo de lima
- 1 mango mediano, pelado y cortado en trozos pequeños
- 2 bananas, peladas y cortadas en trozos pequeños

Instrucciones: A fuego medio, vierta la leche de coco en una cacerola mediana. Agregue el azúcar morena y el jugo de limón. Agregue el mango y la banana. Cocine durante 3 minutos. Vierta la mezcla en una licuadora y pulse si desea una textura gruesa o licue para hacer puré si desea una textura suave.

Con una cucharita coloque el budín en bandejas para cubitos de hielo, cubra y congele.

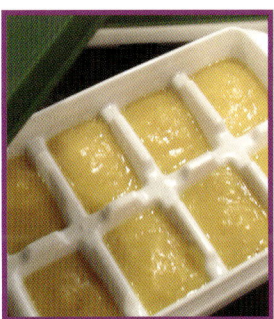

PRUÉBELO. ALIMENTOS PARA QUE EL BEBÉ COMA CON LOS DEDOS.

Cuando su bebé pueda sentarse y llevarse las manos u otros objetos a la boca, puede darle comidas para comer con los dedos para que aprenda a alimentarse solo. Son todavía más fáciles de preparar que la comida para bebé. Los alimentos pueden rallarse con un rallador, picarse o cortarse en trocitos pequeños (1/4 de pulgada o del tamaño de una arveja) o en tiritas. Cocine las verduras y las frutas duras (como manzanas o peras) para ablandarlas.

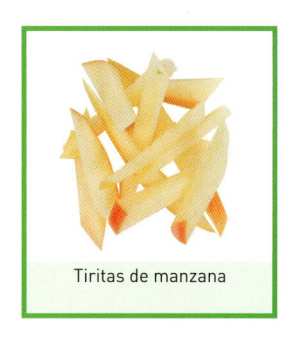

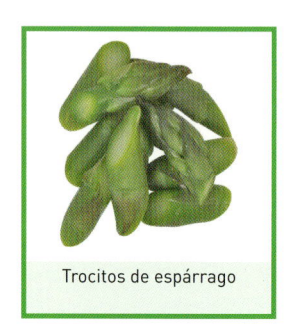

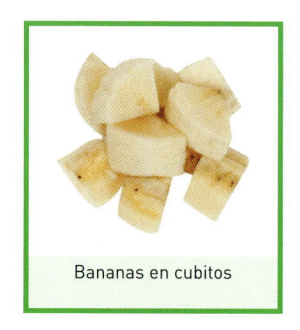

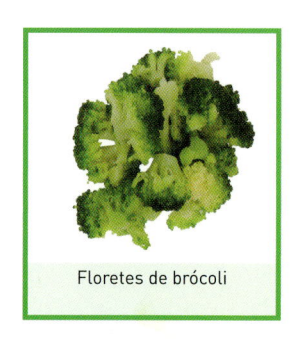

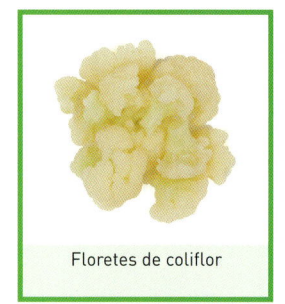

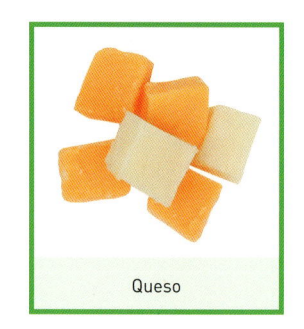

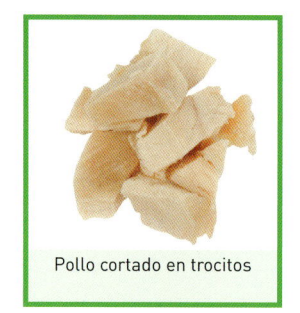

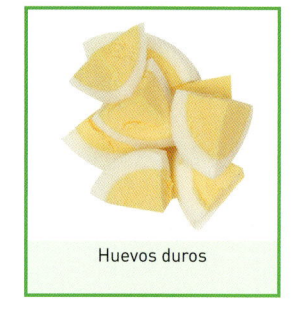

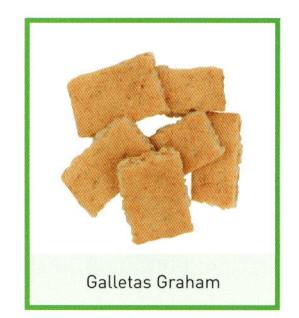

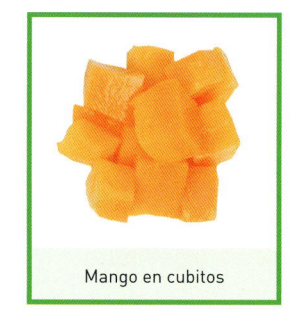

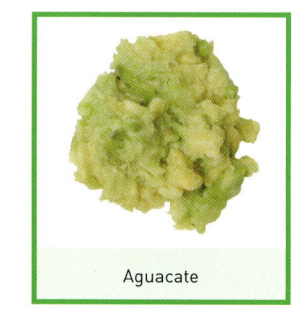

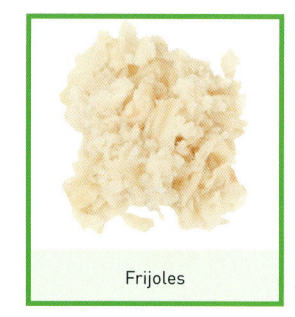

Tiritas de manzana	Trocitos de espárrago	Bananas en cubitos	Floretes de brócoli
Floretes de coliflor	Queso	Pollo cortado en trocitos	Huevos duros
Galletas Graham	Mango en cubitos	Aguacate	Frijoles

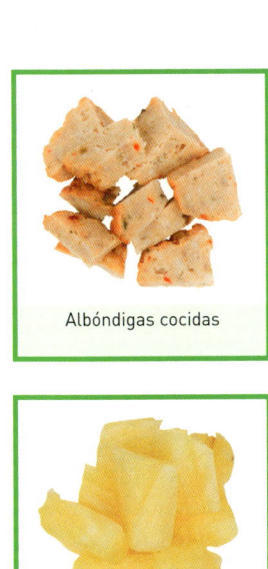

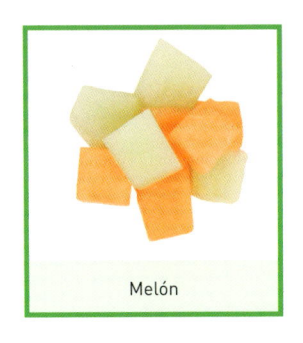

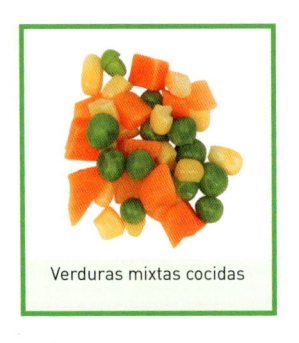

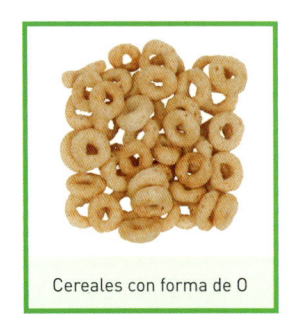

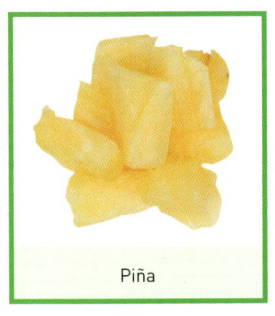

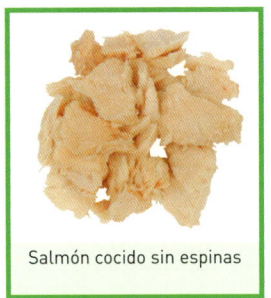

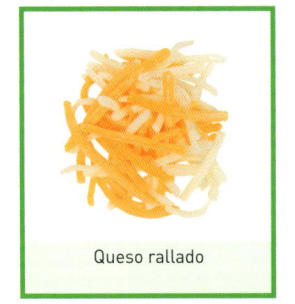

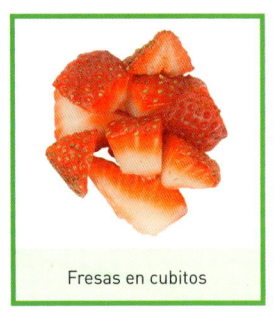

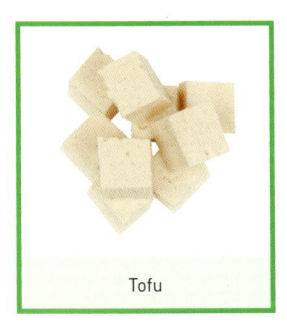

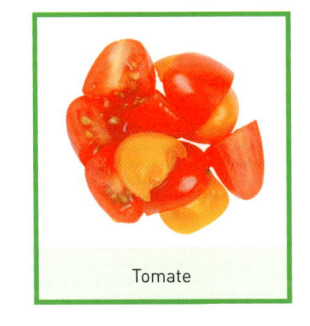

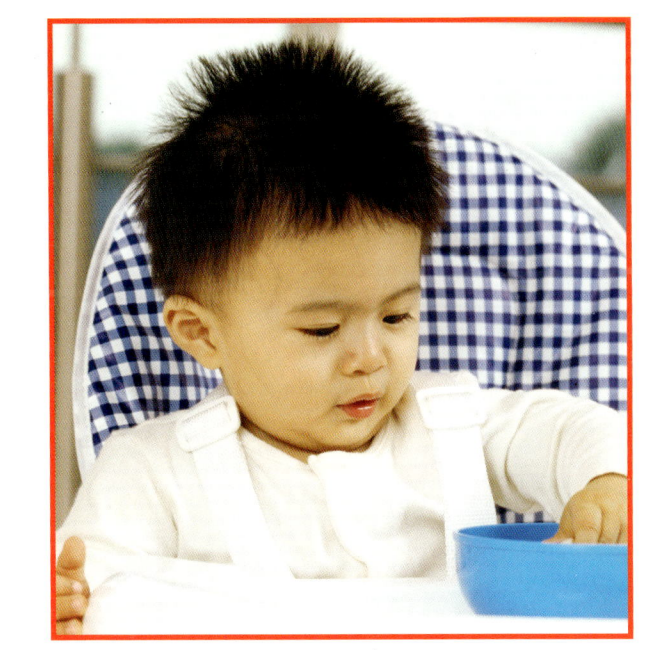

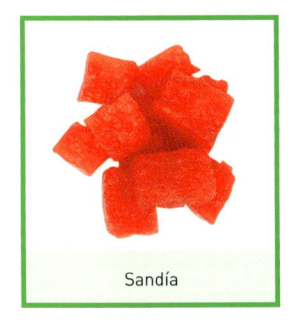

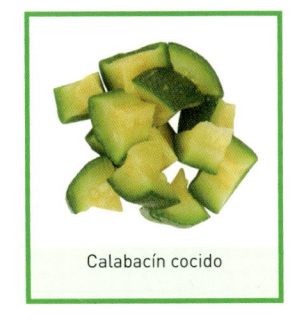

Albóndigas cocidas	Melón	Verduras mixtas cocidas	Cereales con forma de O
Piña	Salmón cocido sin espinas	Queso rallado	Fresas en cubitos
Tofu	Tomate		
Sandía	Calabacín cocido		

Referencias:

Starting Solids: International Food Information Council Foundation and the National Association of Pediatric Nurse Practitioners
http://www.foodinsight.org/sites/default/files/Starting%20Solids%20FINAL%20Web.pdf

Starting Solids: Last Updated 4/7/2017 Source: Adapted from Starting Solid Foods (Copyright © 2008 American Academy of Pediatrics, Updated 1/2017)
https://www.healthychildren.org/English/ages-stages/baby/feeding-nutrition/Pages/Switching-To-Solid-Foods.aspx

Infant Nutrition 6-12 Months, DHEC WIC South Carolina ML-025596 7/16

American Red Cross http://www.redcross.org/take-a-class/first-aid/perfoming-first-aid/child-baby-first-aid

Guidelines for Feeding Healthy Infants (for WIC Staff), Last updated: June 2017
https://wicworks.fns.usda.gov/wicworks/WIC_Learning_Online/support/job_aids/guide.pdf

Infant Nutrition and Feeding, A guide for Use in the WIC and CSF Programs. USDA, Revised March 2009
https://wicworks.fns.usda.gov/wicworks//Topics/FG/CompleteIFG.pdf

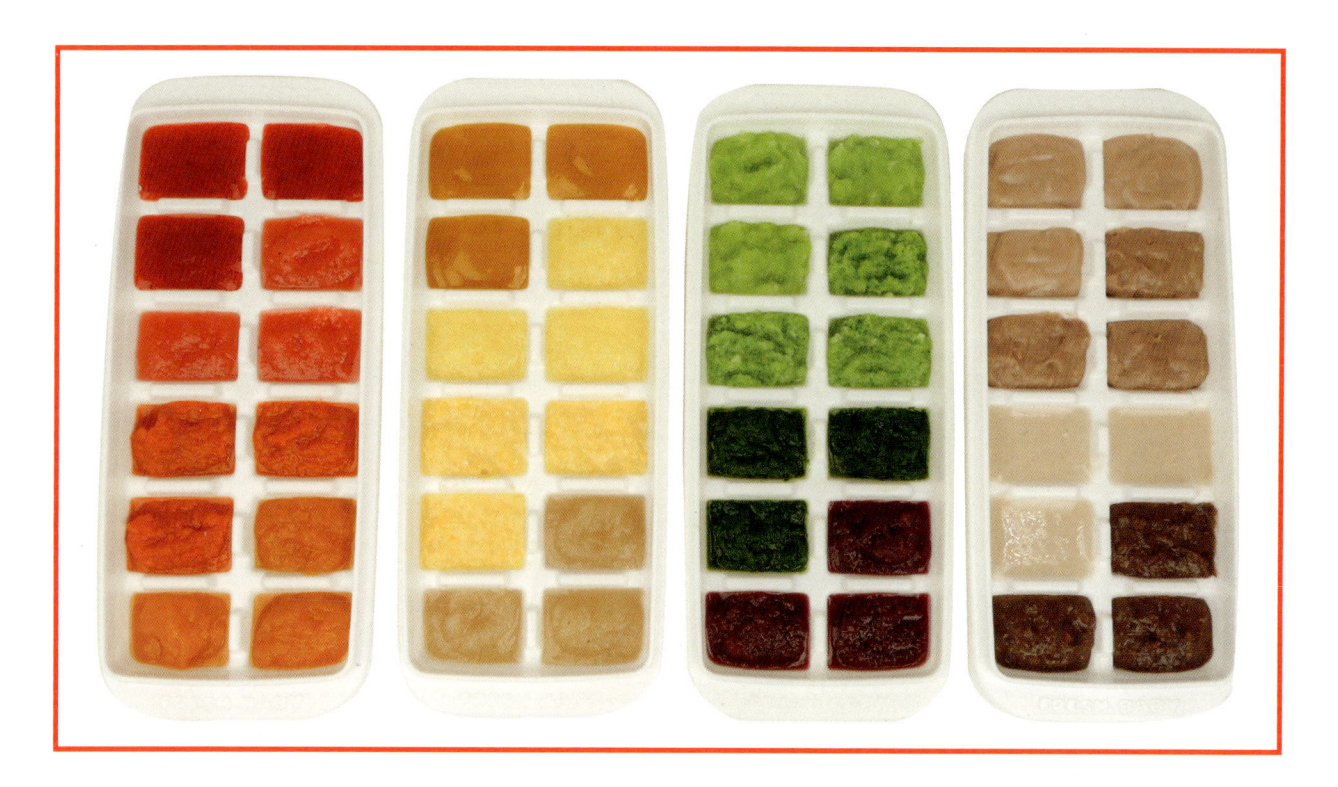